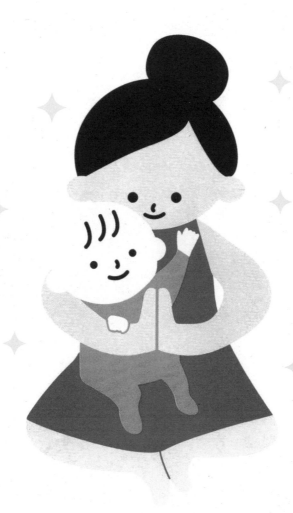

U0224206

妈妈的产后

瑜伽

【日】卡亚树 著

朱伟丽 译

重庆出版集团 重庆出版社

版贸核渝字（2016）第016号

MAMA WO IYASU SANGO YOGA © Aki Kerr 2015

Original Japanese edition published in 2015 by Nitto Shoin Honsha Co., Ltd.

Simplifed Chinese Character rights arranged with Nitto Shoin Honsha Co., Ltd.

Through Beijing GW Culture Communications Co., Ltd.

图书在版编目（CIP）数据

妈妈的产后瑜伽 / （日）卡亚树著；朱伟丽译 . —重庆：重庆出版社，
2021.8

ISBN 978-7-229-14546-0

Ⅰ.①妈…　Ⅱ.①卡…　②朱…　Ⅲ.①产妇—瑜伽　Ⅳ.①R161.1

中国版本图书馆 CIP 数据核字（2019）第 235236 号

妈妈的产后瑜伽
MAMA DE CHANHOU YUJIA
〔日〕卡亚树　著　　朱伟丽　译

责任编辑：李　雯
责任校对：杨　媚
封面设计：意书坊

重庆出版集团
重庆出版社　出版

重庆市南岸区南滨路162号1幢　邮编：400061　http://www.cqph.com

重庆出版社艺术设计有限公司制版

重庆市鹏程印务有限公司印刷

重庆出版集团图书发行有限公司发行

邮购电话：023-61520417

开本：787mm×1092mm　1/16　印张：8.25　字数：165千
2021年8月第1版　2021年8月第1次印刷
ISBN 978-7-229-14546-0

定价：49.80元

如有印装质量问题，请向本集团图书发行有限公司调换：023-61520678

前　言
想要宝宝有最美的笑容，
重要的是你的微笑。

恭喜你荣升为妈妈。
抱着甜美而又温暖的婴儿，现在的你是怎样的心情？

在儿子刚出生后，突然开始了一天 24 小时围着孩子转的生活，完全没有自己的时间，我不禁困惑起来："难道养育孩子这么痛苦吗？"自己在心里所描绘的幸福的育儿生活和现实的差距实在太大了。

被宝宝的笑容所感染的那种幸福的心情。
"我真的能照顾好孩子吗？"那种不安的心情。
我想当一个好妈妈、我想好好地照顾孩子，那种焦躁和压力。
睡眠不足、身心疲惫，已经不能再勉强了。
但是，孩子的笑容激励着我，又让我有了"必须要加油"的想法。

这些复杂的心情，向产后的我没完没了地涌了过来。

这种时候，轻轻地闭上眼睛、深呼吸，心情就会平静下来，身体也会自然地放松下来。

如果采取喜欢的瑜伽姿势的话，硬邦邦的肩膀和脖子就会舒展开来，心情也会好起来。可以消除疲劳和负能量，使人平静下来，重新振作精神。

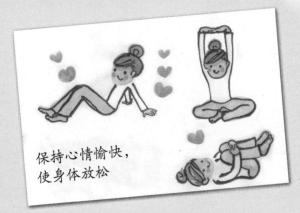

保持心情愉快，
使身体放松

和宝宝在一起的宝贵时间，真的是转眼间就消逝了。大家应该都很想开开心心地和宝宝度过那美好的时光，好好地体会那每一个宝贵的瞬间吧！

想要让宝宝开心，首先妈妈要保持微笑。

瑜伽在治愈我们心理和身体的同时，也会让和孩子一起成长起来的你生活的每一天都充满着幸福和微笑。
同样身为妈妈的我真心希望能够帮助到大家。

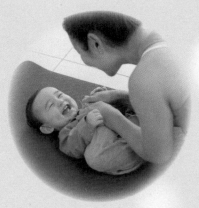

让我们开始吧！产后骨盆复位瑜伽

　　这是产后最好的排毒法。产后我们的身体、生活方式、内分泌都发生了很大的变化，这是重新调理身体的好机会。产后，骨盆"松弛""不正""变宽"的烦恼通过瑜伽锻炼一天只需要6分钟（2分钟×3个瑜伽动作）就可以消除。

通过产后骨盆复位瑜伽

　　①可以恢复骨盆不正；②可以解决肚皮松弛；③可以缓解肩胛骨僵硬

　　我们只要活动骨盆和第二骨盆（肩胛骨）就可以带动身体100多块的肌肉活动，这样就可以轻轻松松地提高我们的代谢功能。

　　通过"放松""调整""收紧"三个动作，让你从束身衣中解放出来，让你恢复窈窕身材，变得比产前更漂亮。

　　"不仅为了孩子，也想为了自己开始管理自己的身体"，"希望通过瑜伽来调整自己产后的体形、消除自身烦恼、解决精神不振等此类问题"。有这些想法的妈妈们，何不在带宝宝的同时从今日起就尝试一下足不出户也能做的瑜伽呢？

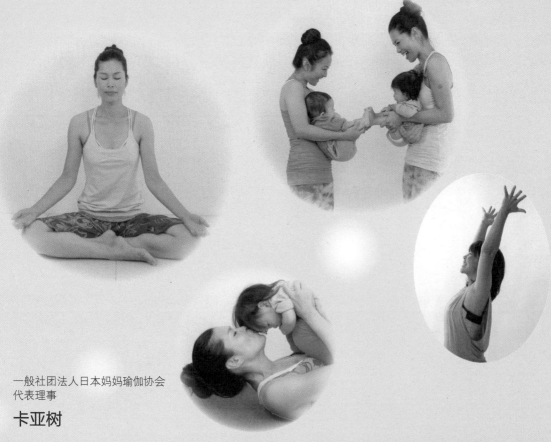

一般社团法人日本妈妈瑜伽协会
代表理事

卡亚树

全书的使用方法

动作的优点
消除产后妈妈的烦恼。
介绍动作的优点。

各部位区分
骨盆·腹部·肩胛骨主要锻炼哪一部位一目了然。

套别区分
各套里面分
放松、调整、收紧三个阶段，此处表示所属阶段。

姿势名称
有的阶段是由多个姿势组成的，了解姿势的动作要领练习的话效果会更好。

姿势要领
简要介绍姿势的锻炼目的、对产后身体的作用。

错误姿势示范
通过错误姿势示范介绍容易做错的动作。确保能够最大程度地发挥姿势的作用。

品味结束的姿势
姿势快结束时好好品味你身处之处的感觉。
婴儿式会反复出现，请一定要牢牢记住。

骨盆

第一套
放松

放松骨盆，使骨盆前后平滑易于调整骨盆倾斜

猫式和牛式
感觉骨盆前后运动的同时和脊梁骨联动进行练习。
通过活动背部来缓解背部的紧张感和酸痛，调整神经紊乱。

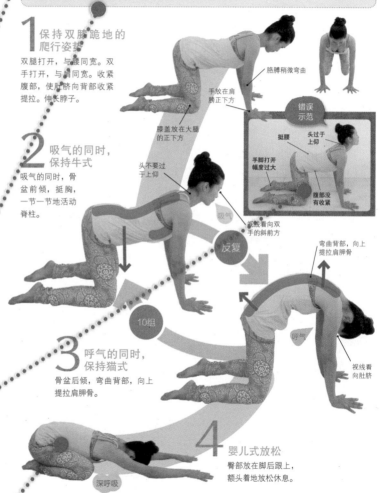

1 保持双膝跪地的爬行姿势
双腿打开，与腰同宽。双手打开，与肩同宽。收紧腹部，使肚脐向背部收紧提拉。伸长脖子。

胳膊稍微弯曲
手放在肩胛骨正下方
膝盖放在大腿的正下方

错误示范
挺腰
头过于上仰
手脚打开幅度过大
腹部没有收紧

2 吸气的同时，保持牛式
吸气的同时，骨盆前倾，挺胸，一节一节地活动脊柱。

头不要过于上仰
视线看向双手的斜前方

吸气
反复

弯曲背部，向上提拉肩胛骨

10组

3 呼气的同时，保持猫式
骨盆后倾，弯曲背部，向上提拉肩胛骨。

呼气
视线看向肚脐

4 婴儿式放松
臀部放在脚后跟上，额头着地放松休息。

深呼吸

28

需要准备哪些东西？
瑜伽垫……如果是铺榻榻米或地毯的房间则不需要。虽然也可用浴巾代替，但是有瑜伽垫的话会激起坚持下去的欲望。
毛巾……膝盖跪在地上或是腰痛的时候可将毛巾铺在地上或夹在地板和身体之间。

※ 有的姿势也可利用椅子或墙壁进行练习。

1

骨盆
调整

放松僵硬的前腿，提拉松弛的臀部，背部也会得到放松

卧英雄式

伸直前腿，提高大腿关节和骨盆的运动，调整左右偏差。
使身体尽量放松，不要勉强。放松脚跟部，疏通堵塞。

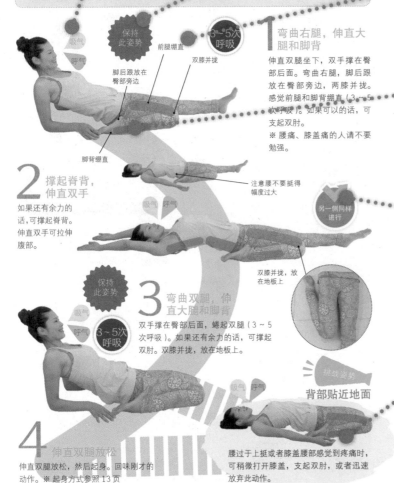

保持此姿势
吸气
呼气
前腿绷直
双膝并拢
3～5次呼吸

脚后跟放在臀部旁边
脚背绷直

1 弯曲右腿，伸直大腿和脚背

伸直双腿坐下，双手撑在臀部后面。弯曲右腿，脚后跟放在臀部旁边，两膝并拢。感觉前腿和脚背绷直（3～5次呼吸）。如果可以的话，可支撑双肘。
※ 腰痛、膝盖痛的人请不要勉强。

2 撑起脊背，伸直双手

如果还有余力的话，可撑起脊背。伸直双手可拉伸腹部。

注意腰不要挺得幅度过大

吸气　呼气

另一侧同样进行

保持此姿势
吸气
呼气
3～5次呼吸

3 弯曲双腿，伸直大腿和脚背

双手撑在臀部后面，蜷起双腿（3～5次呼吸）。如果还有余力的话，可撑起双肘。双膝并拢，放在地板上。

双膝并拢，放在地板上

吸气　呼气

挑战姿势

背部贴近地面

腰过于上挺或者膝盖腰部感觉到疼痛时，可稍微打开膝盖，支起双肘，或者迅速放弃此动作。

4 伸直双腿放松

伸直双腿放松，然后起身。回味刚才的动作。※ 起身方式参照 13 页

29

目 录

1

励志比产前更漂亮

2

瑜伽的基本姿势和呼吸法

3

产后瑜伽①骨盆篇

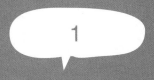

励志比产前更漂亮

尽管你的生活幸福而又充实，
但产后的新妈妈确实是身心俱惫！
我们首先治愈自己，让自己保持微笑吧！
产后恢复瑜伽，一日仅需六分钟！
让我们先从一套做做看吧？

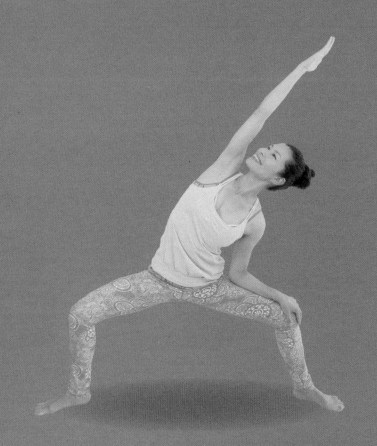

产后身体"松弛""不正""变宽"是为什么呢?

"明明孩子已经生下来了，可怎么看肚子还像怀孕七八个月！产后肚子还不能立刻瘦下来呢？"一定有很多人对自己的大肚子感到吃惊吧！

经过10个月的妊娠期，肚子慢慢地被撑大，腰竟然会变粗40厘米。除此之外，妊娠还会给我们的身体带来各种各样的变化。

· 产后身体有一种松松垮垮的感觉。

· 腹部肌肉没有力量，很难坐起来。

· 虽然体重恢复了，可为什么还是感觉体形和产前不一样呢？

产后身体"松弛""不正""变宽"的原因在这里!

身体松弛

荷尔蒙发生变化造成身体松弛

为了生产时孩子能够顺利地通过狭窄的产道，身体会分泌出能使韧带和关节放松的一种荷尔蒙，这种荷尔蒙会造成骨盆周围甚至全身身体松弛。

身体不正

哺乳和抱孩子的动作不规范造成身体不正

长时间不自然地用力抱孩子、用骨盆或肚子支撑身体抱孩子、哺乳、不好的生活习惯等，这些都会使本身就松弛的身体更加歪斜。

身体变宽

产后仍然拖着妊娠的姿势（骨盆前倾，腰向前挺）

肚子慢慢变大，为了承受腹中胎儿的重量，腰就会不断地向前挺。腰向前挺，臀部看起来就像鸭子屁股一样。腹部、臀部会松弛下垂。内脏下垂腹部会凸起。

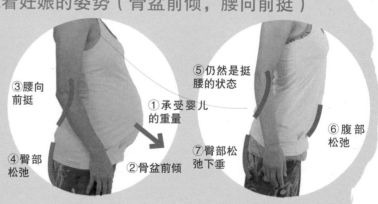

③腰向前挺
④臀部松弛
①承受婴儿的重量
②骨盆前倾
⑤仍然是挺腰的状态
⑦臀部松弛下垂
⑥腹部松弛

因此，产后我们有必要恢复肌肉力量，以改善腰向前倾的不良姿势，保持正确的站姿。

通过1日6分钟的产后瑜伽锻炼，可以恢复肌肉力量，让我们自然地拥有正确的站姿，消除身体"松弛""歪斜""变宽"的烦恼。下面我就向大家介绍一个可以利用碎片时间，简单易学的瑜伽锻炼方法。

产后新妈妈的压力超乎想象

生完孩子，开始了幸福而又充实的生活，但是与此同时，产后身体的不适、生活方式的改变、不安等也会带来各种各样的精神压力。尽管知道要努力地积极面对，但仍会掉进理想和现实生活的巨大差距中，承受产后身体的各种不适及情感的冲击，甚至会难以自拔崩溃流泪。

和宝宝在一起时是快乐的！可爱的！但是······

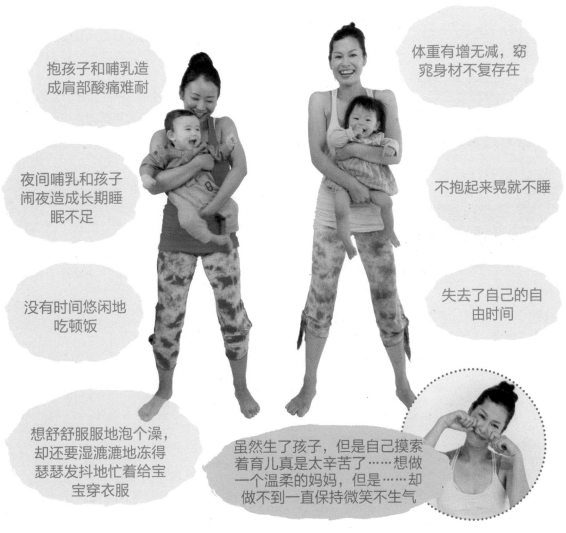

抱孩子和哺乳造成肩部酸痛难耐

体重有增无减，窈窕身材不复存在

夜间哺乳和孩子闹夜造成长期睡眠不足

不抱起来晃就不睡

没有时间悠闲地吃顿饭

失去了自己的自由时间

想舒舒服服地泡个澡，却还要湿漉漉地冻得瑟瑟发抖地忙着给宝宝穿衣服

虽然生了孩子，但是自己摸索着育儿真是太辛苦了······想做一个温柔的妈妈，但是······却做不到一直保持微笑不生气

首先最重要的是治愈自己······

新妈妈们在幸福和压力中，一天 24 小时不分昼夜，每天都在为了孩子而奋斗着。

想要宝宝爱笑，首先妈妈要经常保持微笑。

为了恢复精力放松身心拥有属于自己的时间，先治愈世界上最重要的自己吧。

产后骨盆复位瑜伽，让你比产前更漂亮！

生产后，我们经常会想要回到产前的状态，但是真的有必要回到产前吗？

我们孕育宝宝，经过十个月漫长的妊娠期，有生产的宝贵经历。我们还要更加努力为毫无经验的育儿奋斗，每天都要学习很多东西和有很多要注意的地方。

经历过妊娠、生产、育儿，无论是作为人还是作为妈妈、作为女性都得到了巨大成长的我们已经不能再回到产前了。

生产是最好的排毒。在产后身体恢复期，让我们学会放手，**从头开始，励志让自己变得比产前更漂亮！**

产后因为要哺乳，所以要避免节食减肥，饮食最重要的是要营养均衡。产后通过骨盆复位瑜伽锻炼，不仅可以调理疲劳的身体，还可以收紧肌肉力量，让你变得**比产前更漂亮！**

恢复产后体力
利用碎片时间，有效增强衰弱的各项身体器官

改善产后身体不正
调整骨盆位置，恢复正确的姿势

放松身心
缓解一天24小时育儿的疲劳和紧张情绪

自我关怀
犒劳最重要的自己，给心灵补充养分

加深亲子关系
和孩子之间愉快地交流，培养育儿的自信

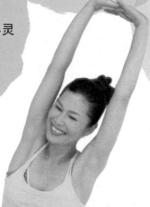

咦？就这么点！？

只要活动骨盆、腹部、肩胛骨三大部位即可！

产后妈妈的烦恼众多，要特别关注"①骨盆""②腹部""③肩胛骨"这三大部位。

仅仅只需要活动骨盆和肩胛骨，就可以带动其周边一百多块的肌肉活动。关注这三个部位就可以轻轻松松提高代谢功能。

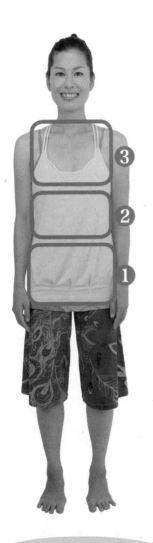

①骨盆 25页

骨盆周围及骨盆底部肌肉松弛，内脏下垂的话，骨盆内部也会发生紊乱，造成血液循环不畅、淋巴堵塞，这些都是下半身脂肪堆积肥胖的原因。

②腹部 41页

腹部肌肉拉长，周围肌肉松弛，内脏下垂，容易形成大肚腩。

增强腹肌，收紧腹部肌肉，恢复纤细腰身，从此从束身衣中解放出来！

强化腹肌，塑造纤细腰身，远离束身衣。

③肩胛骨 57页

仅仅活动肩胛骨就可以带动34块以上的肌肉运动！而且还可以有效地带动胳膊、脊背周围的肌肉运动。可以改善肩部酸痛、脖子酸痛、头痛、背部酸痛、背部脂肪堆积、淋巴堵塞、哺乳和抱娃造成的姿势不正，改善血液循环，提升代谢功能！

在四肢行走的时代，肩胛骨和现在的骨盆一样发挥着同样的作用。因此，肩胛骨也被称为"第二骨盆"。

三个姿势就可一举消除产后烦恼

产后骨盆复位瑜伽由一套三个动作组成。

因为生产时过分用力，身体高度紧张，所以即使练习瑜伽姿势也很难轻轻松松地伸展身体。首先第一步放松身体，保持"放松"的姿势2分钟；第二步调整身体不正，练习"调整"姿势2分钟；最后，增强松弛的身体肌肉，即保持"收紧"姿势2分钟。一组总计6分钟。

孩子体重日渐增加，通过这三个动作，可以恢复抱娃和轻松育儿所需的体力，让你变得比产前更漂亮。

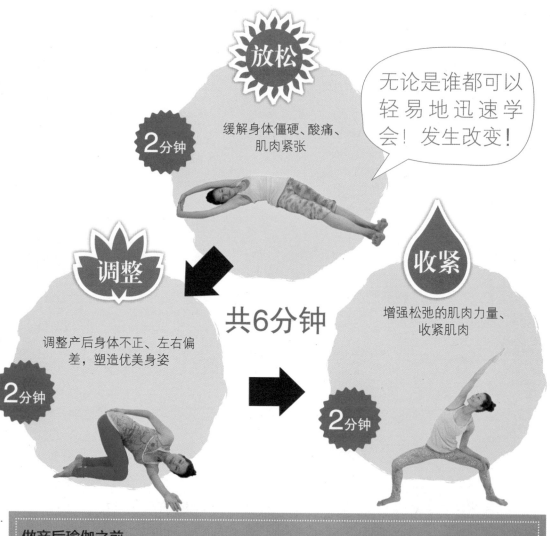

放松

2分钟

缓解身体僵硬、酸痛、肌肉紧张

无论是谁都可以轻易地迅速学会！发生改变！

调整

2分钟

调整产后身体不正、左右偏差，塑造优美身姿

共6分钟

收紧

增强松弛的肌肉力量、收紧肌肉

2分钟

做产后瑜伽之前……
· 产后一个月要充分休息，消除生产时的疲劳。
· 关于生产后的骨盆固定，请遵照医嘱。
· 在得到主治医生的许可之后，方可慢慢开始恢复体力的瑜伽锻炼。
· 如感到疼痛或不适，请咨询主治医生，在医生指导下练习。
· 先从呼吸法和热身运动开始练习。
· 脱掉紧身衣，穿舒适的服装进行练习。
· 避免饭后练习，在饮食两小时后练习。

产后骨盆复位瑜伽全计划

"放松"、"调整"、"收紧"按 1 套 6 分钟进行练习。只要是你喜欢的动作,从哪一组先开始都可以!

练习前须知	基本坐姿	热身运动	放松运动
身体不正和松弛的自我检查、基本坐姿、站姿、直线站立、呼吸法、热身运动、放松	12页	18页	20页

①骨盆

第一套 28页	第二套 32页	第三套 36页
☀ 猫式和牛式	☀ 交叉侧倒双腿式	☀ 开脚前屈式
✿ 卧英雄式	✿ 牛面式	✿ 婴儿式
◯ 新月式	◯ 幻椅式	◯ 女神式

②腹部

第一套 44页	第二套 48页	第三套 52页
☀ 半桥式	☀ 伸展体侧式	☀ 眼镜蛇式
✿ 船式和桌式	✿ 屈膝贤者式	✿ 身体后倾式
◯ 除风式	◯ 伸展体侧&三角式	◯ 趴地撑肘直立

③肩胛骨

第一套 60页	第二套 64页	第三套 68页
☀ 放松肩胛骨	☀ 活动肩胛骨式	☀ 伸展胸部手臂转动式
✿ 猫伸展式和摇头摆尾式	✿ 鸽子式	✿ 半犬式
◯ 英雄式 1	◯ 板式和眼镜蛇式	◯ 下犬式

另外还有

针对产后不同烦恼的瑜伽 73页

自我按摩 94页

宝宝和妈妈的微笑瑜伽 104页

愉快地练习瑜伽的诀窍

说起瑜伽，一定有很多人会认为因为要做很难的动作，必须要身体柔软才行，像自己身体这样僵硬，肯定是不行的。

但是，这套瑜伽和身体的柔软度没有关系，请大家放心。

越是身体僵硬的人越容易感受到锻炼前后的变化。

安全又愉快地练习瑜伽的诀窍

放松身体，把注意力集中在当下身体的感受上面

我们常常把注意力放在宝宝身上，练习瑜伽时要学会把注意力放到自己身上。感受自己的身体变化，身体是否有左右偏差？是否有失去平衡的感觉？身体是否容易活动？心是否能静下来？呼吸是否稳定？边感受边练习。

重视自身感受，保持好心情

"现在自己是不是感觉很舒适？""如何运动才会心情好？"

试着问问自己的身体，不断倾听身体的声音，渐渐地就能敏锐地感知到身体的感受。

练习时不要过分勉强自己挑战极限，使身体疼痛难受

练习时喜欢挑战极限过分勉强自己的人，在平常的生活或育儿中也可能喜欢勉强自己。要学会倾听身体的声音，通过瑜伽练习"不要勉强，保持平常心"，并把它融入到平常的生活方式中。

集中注意力呼吸

深呼吸的话身心都会得到放松。

大脑中氧气充足，有利于血液循环。

首先按照自己的节奏，利用碎片时间开始练习吧。

没有时间也没关系！

请从自己喜欢的瑜伽开始练习。

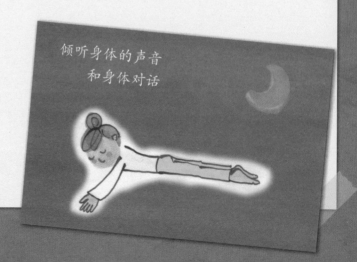

倾听身体的声音
和身体对话

2

瑜伽的基本姿势和呼吸法

你身体不正的原因是什么呢？

保持正确的姿势，牢记基本的坐姿、站姿、呼吸法。

本章将要介绍瑜伽练习之前的热身运动和之后的放松法。

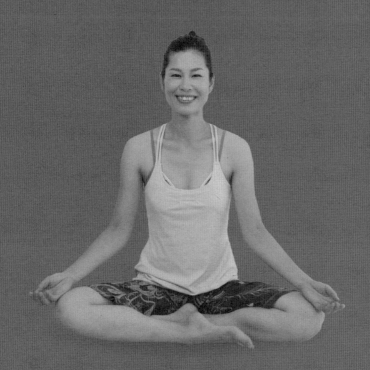

导致你骨盆变形的原因是什么？
你也是采用这些"错误姿势"带孩子的吗？

产后想要调理身体，但如果一直保持这种不正确的姿势的话，会使变形更加严重。因此要确认姿势是否正确。

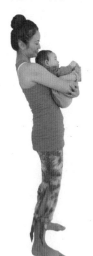

1. 挤压骨盆式抱法

抱孩子时你是否是用腹部或腰来支撑身体重量？

2. 单侧骨盆式抱法

你有没有将孩子托在一侧骨盆上抱孩子的坏习惯？

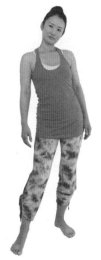

3. 斜着腰站立

你会用单腿支撑身体重量斜着腰站立吗？

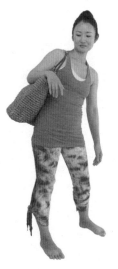

4. 斜着肩挎东西

背包等重物时，你会斜挎在一侧肩膀上，用腰来支撑重量吗？

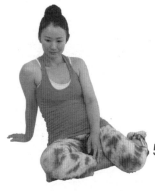

5. 歪着骨盆斜坐

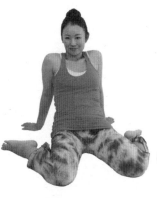

6. 歪着骨盆瘫坐

注意潜藏在你的生活习惯里的坏毛病！

身体不正并非仅仅因为生产，平常生活中的坏习惯也是非常重要的原因之一。身体不正的影响随着年龄的增长会越来越严重，一些身体的歪斜甚至会影响全身，要特别注意！

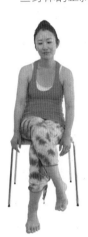

1. 不自觉地盘腿而坐

你坐着的时候常常会不自觉地盘腿吗？

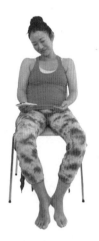

2. 打开双腿斜坐

你有没有发现这样坐姿势特别松散？

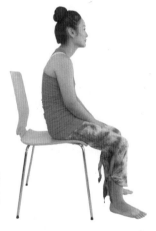

3. 双膝打开，驼背而坐

是不是骨盆向后坍塌，脊背弯成了弧形？

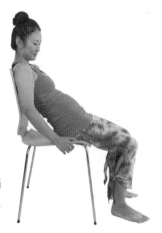

4. 腰往前撑躺坐

你经常会懒散地躺坐在椅子或沙发上吗？

其他错误姿势：

· 婴儿背带没有系在正确的位置（位置太向下或系得太松）
· 使用婴儿背带时挺着腰
· 使用婴儿背带时斜着站立
· 系婴儿背带时两侧不平衡，导致用力不均

突然强行纠正身体的"错误姿势"的话，会给身体造成意想不到的负担。请参照 15 页的直线站姿，使身体自然而然地养成正确的姿势。最重要的是在平常生活中就要避免错误姿势。

基本坐姿（安乐坐）

产后新妈妈由于哺乳和抱娃，经常会不自觉地肩向前倾、胸部下垂，造成呼吸困难。采用正确的坐姿，打开胸部和肩部，呼吸会变得顺畅，心情也随之愉悦起来。

尝试安乐坐

盘腿而坐，两脚后跟并排放在身体的正前方。用手托住左右臀部，向外分开，使坐骨承受身体重量。

※ 关于坐骨的详细介绍，请参照 27 页。

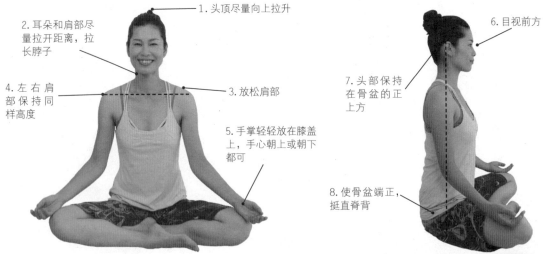

1. 头顶尽量向上拉升
2. 耳朵和肩部尽量拉开距离，拉长脖子
4. 左右肩部保持同样高度
3. 放松肩部
5. 手掌轻轻放在膝盖上，手心朝上或朝下都可
6. 目视前方
7. 头部保持在骨盆的正上方
8. 使骨盆端正，挺直脊背

9. 脚跟和会阴部尽量着地而坐的话，骨盆即是端正状态。然后心情愉悦地进行深呼吸。

背靠墙壁练习的情况下

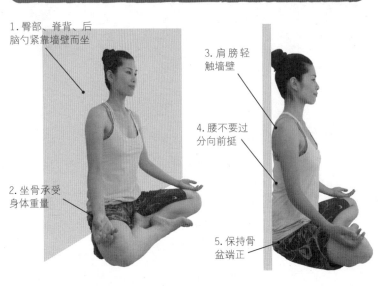

1. 臀部、脊背、后脑勺紧靠墙壁而坐
2. 坐骨承受身体重量
3. 肩膀轻触墙壁
4. 腰不要过分向前挺
5. 保持骨盆端正

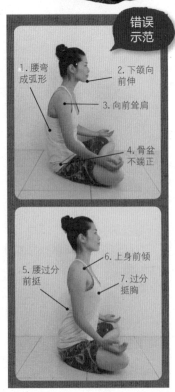

错误示范

1. 腰弯成弧形
2. 下颌向前伸
3. 向前耸肩
4. 骨盆不端正

5. 腰过分前挺
6. 上身前倾
7. 过分挺胸

基本呼吸法（仰面朝上的腹式呼吸）

在瑜伽锻炼中，深呼吸非常重要。我们要忘记正常的呼吸，有意识地进行深呼吸训练。仰面朝上，彻底放空身心，以使产后的新妈妈能够得以放松。

1 仰面平躺，双腿自然前伸

用鼻子自然地反复呼吸。闭上眼睛会更加放松。这时候把注意力集中在自己身体的呼吸上。先用鼻子把体内气体全部呼出，然后再慢慢地用鼻子吸气。

2 深吸一口气直达深腹部

深吸一口气直达腹部以获取新的能量。这时候你会有一种整个腹部、胸部、背部被气体充满的感觉。

3 把胸部、背部的气全部呼出

把腹部、胸部、背部的气全部呼出，气沉丹田，全身放松，感受身体与大地融为一体，反复深呼吸。

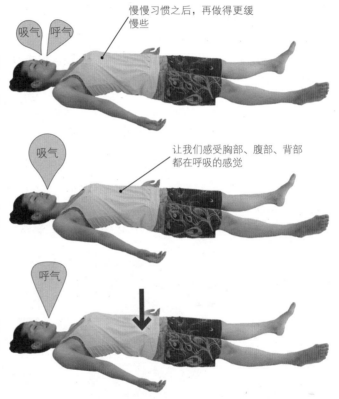

吸气 呼气

慢慢习惯之后，再做得更缓慢些

吸气

让我们感受胸部、腹部、背部都在呼吸的感觉

呼气

产后身心俱疲，仰面平躺在地板上，彻底让我们放空身心，赶走焦躁情绪。

仰面平躺的起身方式（产后要特别注意）

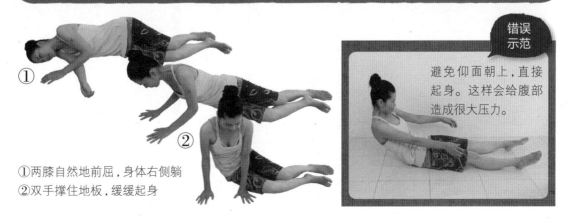

① 两膝自然地前屈，身体右侧躺
② 双手撑住地板，缓缓起身

错误示范

避免仰面朝上，直接起身。这样会给腹部造成很大压力。

13

基本站姿（山式站姿）

产后新妈妈受妊娠期影响容易挺腰或驼背。如此一来会导致呼吸不畅，身姿也缺乏美感。让我们从平常就保持基本站姿，挺直腰杆练习站立吧。

1 两脚均等地承受身体重量，挺直站立

两脚大拇指之间保持一个拳头的距离。两脚均等地承受身体重量，两脚脚趾轻轻上抬，脚跟着地。感觉大腿向上提拉。

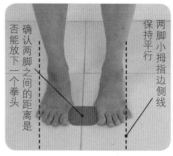

确认两脚之间的距离是否能放下一个拳头

两脚小拇指边侧线保持平行

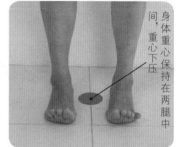

两脚小拇指边侧线保持平行 身体重心保持在两腿中间，重心下压

2 转动双肩，打开胸部

向后转动肩部，然后利落地放下。轻轻地放下脚趾。山式站姿（参照 15 页）站立，注意胸部不要张开过大，腰不要前挺。

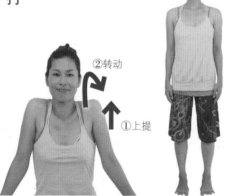

②转动
①上提

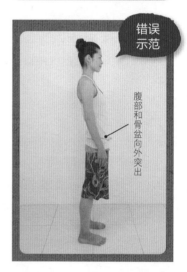

错误示范

腹部和骨盆向外突出

背靠墙壁练习

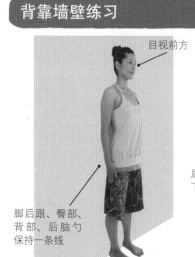

目视前方

脚后跟、臀部、背部、后脑勺保持一条线

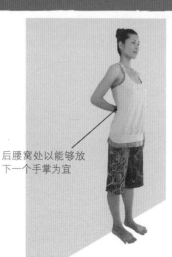

后腰窝处以能够放下一个手掌为宜

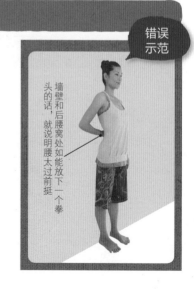

错误示范

墙壁和后腰窝处如能放下一个拳头的话，就说明腰太过前挺

身体收紧保持正确姿势

妊娠期孕妇的肚皮被宝宝撑大。新妈妈生产后总觉得身体松松垮垮。因此，在练习时新妈妈要有意识地收紧尾骨、腹部、肩胛骨这三个地方。

为了消除产后身体松弛和身体不正的问题，我们平时就要有意识地收紧身体保持正确的站姿。瑜伽锻炼时收紧这三个部位，会提升效果。

1. 收紧尾骨
2. 收紧腹部
3. 收紧肩胛骨

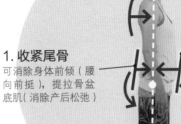

3. 收紧肩胛骨
消除弓腰、驼背

2. 收紧腹部
收紧腹部（消除腹部松弛，增强肌肉力量）

1. 收紧尾骨
可消除身体前倾（腰向前挺），提拉骨盆底肌（消除产后松弛）

1 收紧尾骨

骨盆前倾腰向前挺时，收紧尾骨。看起来像是狗把尾巴夹在两腿中间一样。
提拉下腹部。肛门向下，收紧臀部，提拉骨盆底肌群（参照 16 页）

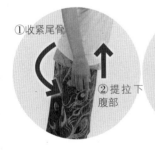

①收紧尾骨
②提拉下腹部

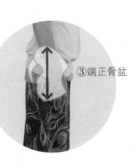

③端正骨盆

2 收紧腹部

收紧腹部肌肉，使肚脐和背部互相挤压受力。感觉在呼气的同时，肚子变平。腹部和背部形成挤压受力，像三明治。

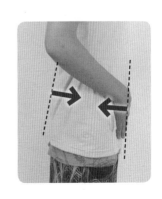

3 收紧肩胛骨

长期哺乳和换尿布容易造成驼背。收紧错位的肩胛骨，使其向身体的中心线靠近，这样可以挺直脊柱，纠正驼背。

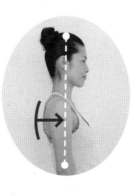

你的骨盆底肌有没有问题？你有关注你的骨盆底肌吗？
增强因生产而衰弱松弛的骨盆底肌

骨盆底部有支撑我们骨盆内各个器官的骨盆底肌。

为了能够顺利生产，妊娠期间荷尔蒙发生改变，人体的关节、肌肉松弛，骨盆底部肌肉也会松弛，以使孩子能够顺利地通过产道。

产后如果骨盆底肌一直处于松弛状态的话，就会造成漏尿、子宫脱落、内脏下垂、大肚腩。

现代女性的生活方式也容易造成骨盆底肌松弛。尽管现在还没有此类症状，但为了以后生产或者是有个健康的身体也应尽早进行收紧骨盆底肌的练习。

骨盆底肌的位置正好是**"骑自行车时接触车座的部位"**。这里介绍的收紧骨盆底肌，简单说就是，"收紧孩子出生的出口处"，进行练习。

在进行瑜伽锻炼时，请采用骨盆底肌吐纳呼吸。步骤如下：

骨盆底肌
吐纳呼吸

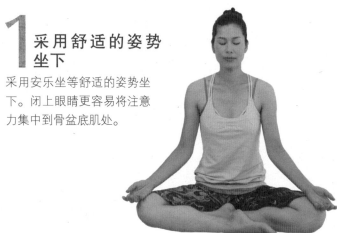

1 采用舒适的姿势坐下
采用安乐坐等舒适的姿势坐下。闭上眼睛更容易将注意力集中到骨盆底肌处。

2 边呼气边收紧孩子出生的出口处
边呼气边收紧孩子出生的出口处（骨盆底肌）。感觉像是一下子扎紧钱袋一样。

3 吸气的时候放松生孩子的出口处
吸气的时候放松骨盆底肌。2～3步重复练习5组。

4 呼气的时候，收紧骨盆底肌并向上提拉
呼气的时候，收紧生孩子的出口处（骨盆底肌），并向上提拉。

5 吸气放松
吸气的时候，缓缓放下。4～5步重复练习5组。

注意力集中到骨盆底肌
（骨盆式呼吸）

1 仰面朝上，两膝 上屈

两手放在腰上，以感受骨盆的运动。将体内气体一次性排出。

呼气

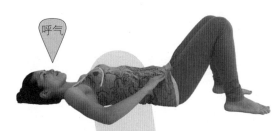

2 骨盆前倾的同时 放松

吸气的同时将骨盆前倾。将腰挺起，使腰和地板之间留有空隙。**放松骨盆底肌。**

腹部、臀部、骨盆底肌都处于放松状态

腰向上挺

吸气

使腰离开地面

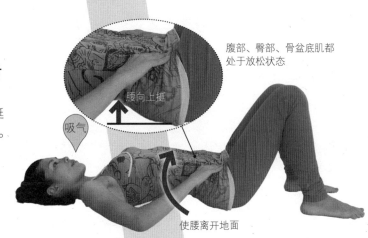

3 骨盆下倾的同时 收紧

呼气的同时骨盆下倾，腰贴近地面。收紧生孩子的出口处，向上提拉。收紧骨盆底肌。2～3步重复练习5组。

肚脐和背部互相牵引受力

腹部、臀部、骨盆底肌都处于自然的紧绷状态

呼气

腰贴近地面

骨盆下倾

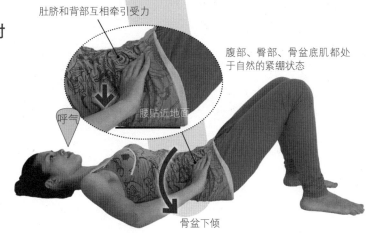

4 两脚保持与腰 同宽进行练习

习惯之后伸直双腿进行练习。

热身运动

在进行瑜伽锻炼之前，首先要进行热身运动。慢慢放松身心，消除身体的紧张感，使身体进入运动状态。为达到放松的目的，请尝试这套准备活动。

1 调整骨关节

仰面平躺，双腿前伸，向左右两边轻轻活动双脚（也可坐着进行）。用力活动脚后跟。

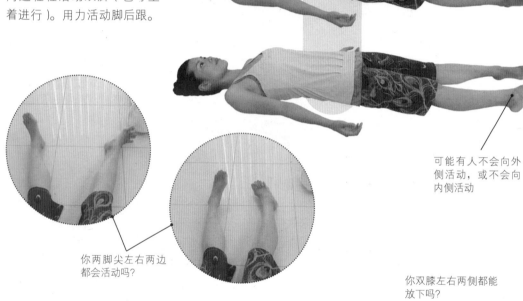

你两脚尖左右两边都会活动吗？

可能有人不会向外侧活动，或不会向内侧活动

2 双膝倒地

屈膝，双腿打开幅度稍比腰宽。呼气时，双膝向右放下。吸气恢复原位，再次呼气向左放下。配合呼吸左右交替缓慢进行（5～10次）

你双膝左右两侧都能放下吗？

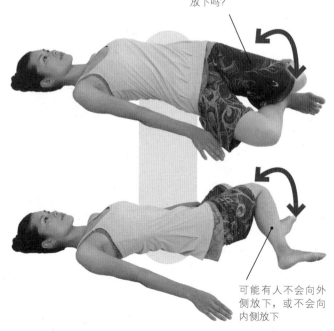

可能有人不会向外侧放下，或不会向内侧放下

3 放松腰部

慢慢地将双膝抬至胸前，双手抱住膝盖，左右摆动放松腰部。以画圆的方式转动膝盖（5 ~ 10次），也可逆时针进行。

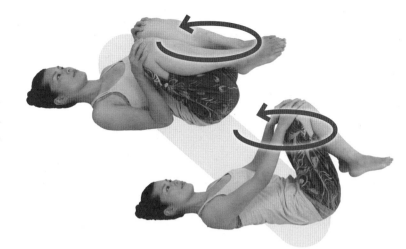

4 放松背部

双手抱膝，弯曲背部，前后滚落。注意不要给腹部造成很大压力。
整个背部完全着地之后起身，起身不要利用反作用力。
（做不了这个动作的人，起身方式参照13页）

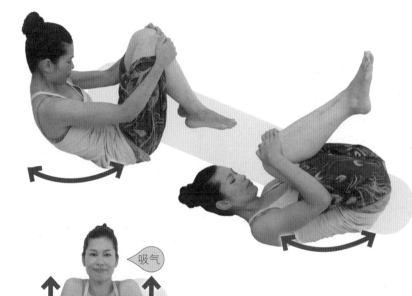

5 放松双肩

安乐坐坐好，呼一口气。吸气向上抬起双肩，呼气放松。

吸气

呼气

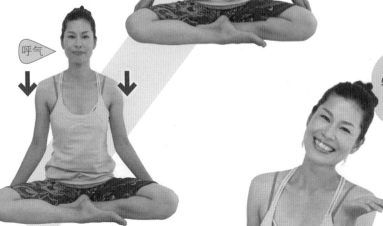

不需要全部做完，有想特别放松的部位可重点进行练习。

19

放松运动

瑜伽锻炼之后或想要放松时，在休息之前，做一些放松运动让身体慢慢平静下来。只需要做一个动作，就可以消除日常疲劳，放松身心。

产后适用婴儿式

此姿势可有效预防和消除产后腰痛，放松全身缓解身体疲劳。

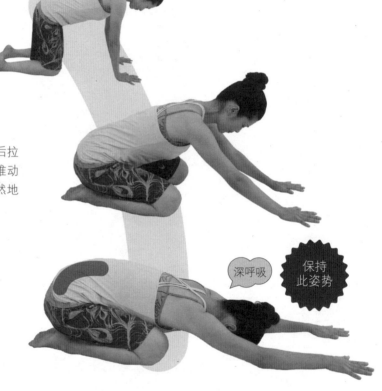

1 保持双膝跪地的爬行姿势

双手打开，与肩同宽，双腿打开稍比腰宽。

2 双手向前推，上半身趴下

双脚并拢，呼气的同时臀部向后拉伸，坐到脚后跟上，双手向前推动的同时，上半身趴下，胸部自然地落在双膝之间，放松身体。

3 放松身体，反复呼吸

额头着地，放松双肩和双臂，反复深呼吸。尽量弯腰前伸，更易舒展腰部。

深呼吸

保持此姿势

也可保持下列姿势！

可随意选择放松舒适的姿势。

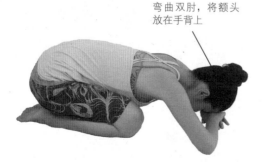

弯曲双肘，将额头放在手背上

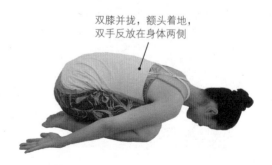

双膝并拢，额头着地，双手反放在身体两侧

挺尸式

仰面朝上，深呼吸的同时放松全身，使身心都得到彻底的放松。建议妈妈们在哄孩子入睡时，可以躺在孩子旁边，做此姿势。

1 仰面上躺，双脚打开，与腰同宽

仰面上躺，闭上眼睛，双脚打开，与腰同宽。感受身体的中心线是否笔直（头和腰是否摆正）。反复自然地深呼吸。双臂、双腿自然前伸，身体完全放松。

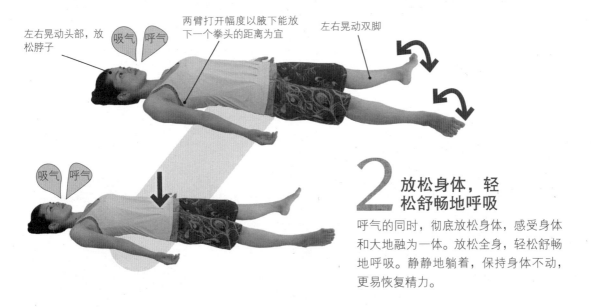

左右晃动头部，放松脖子

吸气 呼气

两臂打开幅度以腋下能放下一个拳头的距离为宜

左右晃动双脚

吸气 呼气

2 放松身体，轻松舒畅地呼吸

呼气的同时，彻底放松身体，感受身体和大地融为一体。放松全身，轻松舒畅地呼吸。静静地躺着，保持身体不动，更易恢复精力。

也可保持下列姿势！ 可随意选择放松舒适的姿势。

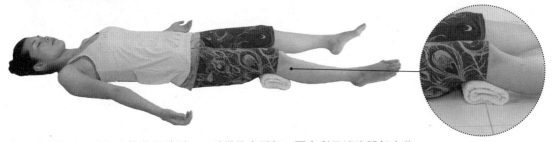

如果当天抱孩子出门比较劳累的话，可稍微垫高腿部，更有利于消除腿部疲劳。

可在膝盖下面垫上浴巾、毛毯或靠垫等，稍微垫高高度。

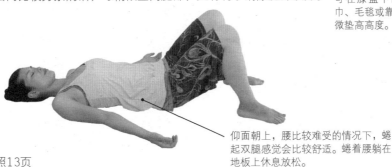

仰面朝上，腰比较难受的情况下，蜷起双腿感觉会比较舒适。蜷着腰躺在地板上休息放松。

※起身方式请参照13页

要经常检查自己的身体是否失去平衡
歪斜　松弛　放松
自我检查身体

你属于哪一种?

挺腰翘臀	○ 正确姿势	挤压骨盆

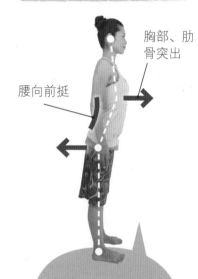

胸部、肋骨突出

腰向前挺

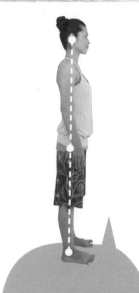

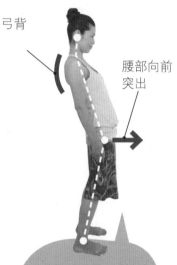

弓背

腰部向前突出

骨盆前倾，过分挺胸，肋骨突出

↓

腹部松弛，臀部突出显大
腰部紧张（腰痛的原因）

身体重心形成一条直线

↓

腹部、臀部适度用力，可以保持正确姿势

身体重心前移，腰部向前突出

↓

难以收紧腹部肌肉，易形成驼背

腰部紧张（腰痛的原因）

造成胸部下垂

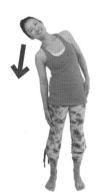
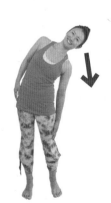

身体是否容易扭动?

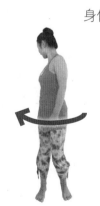
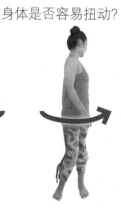

是否有人左右都很容易做到或者难以做到呢?

检查身体上半身是否变形

向前耸肩

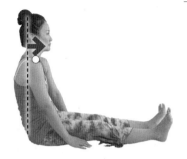

肩部弯曲，两边肩部不在一条直线上

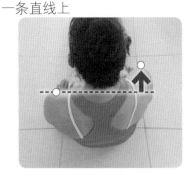

跪着端坐(译者注:日式坐法)时，双膝不在一条直线上

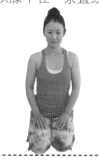

双侧肩部高度不同

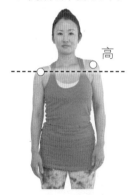

高

骨的角度、高度不同

斜

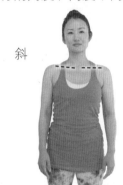

肩部是否容易转动?

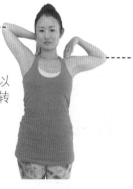

是否有人难以抬起或难以转动?

检查身体下半身是否变形

活动双脚时

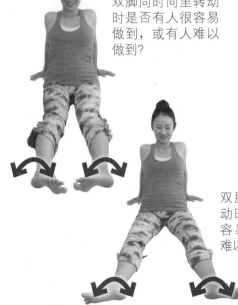

双脚同时向里转动时是否有人很容易做到，或有人难以做到?

双脚同时向外转动时是否有人很容易做到，有人难以做到?

双膝同时向右倒下是不是很难做到?

腰或臀部有没有疼痛感?

检查头和脖子是否歪曲

脖子是否容易向两侧歪倒？

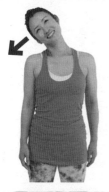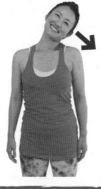

头部是否端正

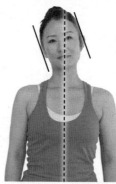

头部会无意识地侧偏吗？

检查胸部和臀部是否松弛？

胸部是否下垂？

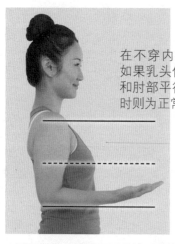

在不穿内衣的情况下，如果乳头位置处在肩部和肘部平行线的正中间时则为正常。

臀部和腰部、大腿根部的界限不明显。身材不凹凸有致。

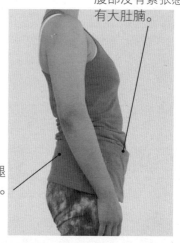

腹部没有紧张感。有大肚腩。

检查身体的平衡性和脚步力量如何

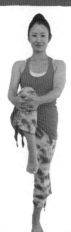

能否做到双手抱膝至胸部处？

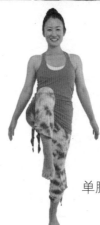

单脚站立能否保持平衡？

请定期进行检查确认，直到身体能够保持正确的姿势。

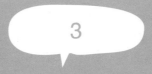

产后瑜伽①骨盆篇
使骨盆恢复柔美状态

第一套 前后 活动骨盆	猫式和牛式	放松骨盆，使骨盆前后平滑易于调整骨盆倾斜
	卧英雄式	放松僵硬的前腿，提拉松弛的臀部，背部也会得到放松
	新月式	疏通腹股沟及下半身的淋巴系统，促进血液循环

第二套 关闭 骨盆练习	交叉侧倒双腿式	关闭骨盆的同时，自然地伸展腰部、臀部、身体侧面，塑造柔软女人
	牛面式	伸展臀部和大腿前侧。调整骨关节，体侧也可得到自然的拉伸
	幻椅式	可强化脊柱活力，强健两腿和骨关节，塑造完美臀型和腰部曲线

第三套 打开 骨盆运动	开脚前屈式	有助于修复因长时间采用不良坐姿抱娃和哺乳造成的臀部萎缩和下半身血液流通不畅引起的堵塞、身体不正等问题
	婴儿式	此套动作能平静大脑并且帮助缓解压力和疲劳，彻底放松身心
	女神式	增强支撑骨盆的脚部肌肉力量！收紧臀部，提高代谢功能，让你胖不起来

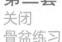

端正骨盆让你恢复优美身姿

身体不正引起的松弛。
是不是有很多人会认为是由产后骨盆变大造成的？
其实，产后骨盆并没有变大，只是骨盆发生了错位。
骨盆前倾会造成"挺腰"，骨盆后倾会造成"驼背"。请特别注意！

就可使骨盆恢复正常位置！

收紧腹部，把肚脐向背部收紧，提拉下腹部，肛门向下。即保持身体直立的姿势（15页）。

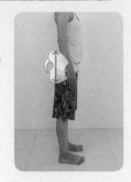

尝试一下，感觉如何？有没有感觉臀部收紧上提。跟挺腰（骨盆前倾）时相比，臀部变得紧实些吧。（腰向前挺时臀部较松散，看起来就像鸭子的屁股一样。）

抚摸腹部感觉如何？跟挺腰时相比是不是觉得下腹部非常紧实。
是的！实际上我们只要端正站姿，平常就保持直立的站姿，就能够逐渐消除产后身体不正、身体变宽的烦恼！

> **非常重要！** 骨盆前倾、腰向前挺也会造成腹部松弛。
> 只要端正骨盆就可收紧臀部和腹部。

另外！ 活动骨盆就可带动其旁边60多块肌肉运动，提高代谢功能！

骨盆与其旁边 60 多块肌肉相连，连接着身体的很多部位。

其中右图的肌肉支撑着骨盆，与下半身的运动息息相关。

第三章我们就学习如何通过活动骨盆来活动右图的这些肌肉。

产后腰肠肌和内转肌容易变弱发硬。另外，不仅仅因为骨盆的位置，肠腰肌变硬也是造成腰向前挺的一个重要原因。让骨盆恢复正常位置，不仅能够恢复优美身姿还可以预防腰痛。活动时请有意识地配合收紧支撑骨盆底部的骨盆底肌。

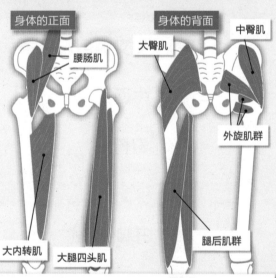

身体的正面　腰肠肌
身体的背面　中臀肌　大臀肌　外旋肌群　腿后肌群　大内转肌　大腿四头肌

· 腰肠肌：足抬起脚。产后腰肠肌易紧张发硬，造成腰向前挺。
· 大腿四头肌·腿后肌群：可稳定下半身，预防脚肿、疲劳、橘皮组织（译者注：橘皮组织，是一种常发生于女性的皮肤病，因为看上去的外观很像橘子皮，所以称为橘皮组织，同时也叫橙皮纹，在医学上叫做"蜂窝组织"。生成的原因很多，包括遗传、快速胖瘦、酗酒、熬夜、久坐不运动等等）。
· 大内转肌：大内转肌发硬变弱，会造成膝盖外扩。增强大内转肌可美化腿部线条。
· 大臀肌·中臀肌：增强大臀肌和中臀肌有丰臀效果。
· 外旋肌群：可稳定骨盆和骨关节。塑造优美身姿。

先触摸！

你的骨盆在什么位置？

骨盆位置在平面图中很难呈现。
虽然骨盆不正，但你有真正地触摸过自己的骨盆吗？
要消除骨盆不正的烦恼，最重要的是要了解自己的骨盆。

先从前面摸摸看

❶ 先摸摸胸下面的肋骨。沿着肋骨向下摸到腰最细的部位。

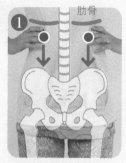

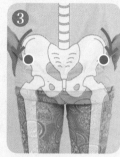

❸ 大拇指按住肠骨慢慢向前移动，左右两边就会摸到圆圆的骨头（上前肠骨刺）。瑜伽锻炼中说"骨盆朝向正面"，就是指把这两点朝向正面。

❷ 腰最细的部位下方就是腰骨。这是骨盆中最大的骨头"肠骨"。

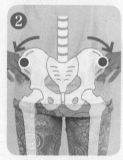

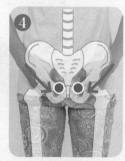

❹ 沿着这两点继续向下，就摸到了"耻骨"。接近分娩，耻骨的接合处松弛并伴有疼痛，即是耻骨痛。

接下来从背面摸摸看

❶ 从刚才的（即上文第❸步）圆圆的骨头（上前肠骨刺）开始，沿着弯曲的肠骨向后摸，一点一点向下弯曲，骨头像翅膀一样。

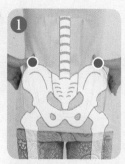

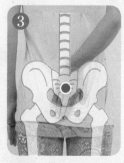

❸ 用手掌摸摸仙骨，如果把仙骨部位捂热的话会觉得很放松。

❷ 肠骨之后是构成骨盆的又一大骨头"仙骨"。连接仙骨和肠骨的关节即为"仙肠关节"。

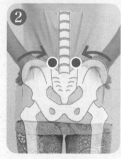

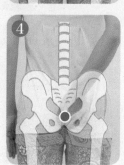

❹ 沿着股沟继续向下摸，股沟最深处突出的骨头即是"尾骨"。像狗把尾巴夹在两腿之间一样，夹紧尾骨，使肛门向下。最后坐下，摸两边臀部底部圆圆的突出的骨头即为"坐骨"。安乐坐即是坐骨着地。

放松骨盆，使骨盆前后平滑易于调整骨盆倾斜

猫式和牛式

感觉骨盆前后运动的同时和脊梁骨联动进行练习。
通过活动背部来缓解背部的紧张感和酸痛，调整神经紊乱。

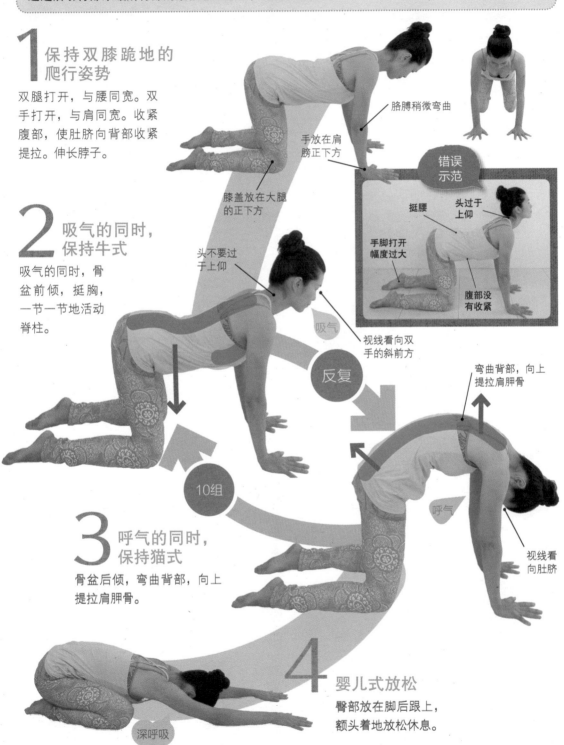

1 保持双膝跪地的爬行姿势

双腿打开，与腰同宽。双手打开，与肩同宽。收紧腹部，使肚脐向背部收紧提拉。伸长脖子。

胳膊稍微弯曲

手放在肩膀正下方

膝盖放在大腿的正下方

错误示范

挺腰　头过于上仰

手脚打开幅度过大

腹部没有收紧

2 吸气的同时，保持牛式

吸气的同时，骨盆前倾，挺胸，一节一节地活动脊柱。

头不要过于上仰

视线看向双手的斜前方

吸气

反复

弯曲背部，向上提拉肩胛骨

3 呼气的同时，保持猫式

骨盆后倾，弯曲背部，向上提拉肩胛骨。

10组

呼气

视线看向肚脐

4 婴儿式放松

臀部放在脚后跟上，额头着地放松休息。

深呼吸

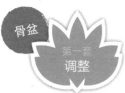

骨盆

第一套
调整

放松僵硬的前腿，提拉松弛的臀部，背部也会得到放松

卧英雄式

伸直前腿，提高大腿关节和骨盆的运动，调整左右偏差。
使身体尽量放松，不要勉强。放松脚跟部，疏通堵塞。

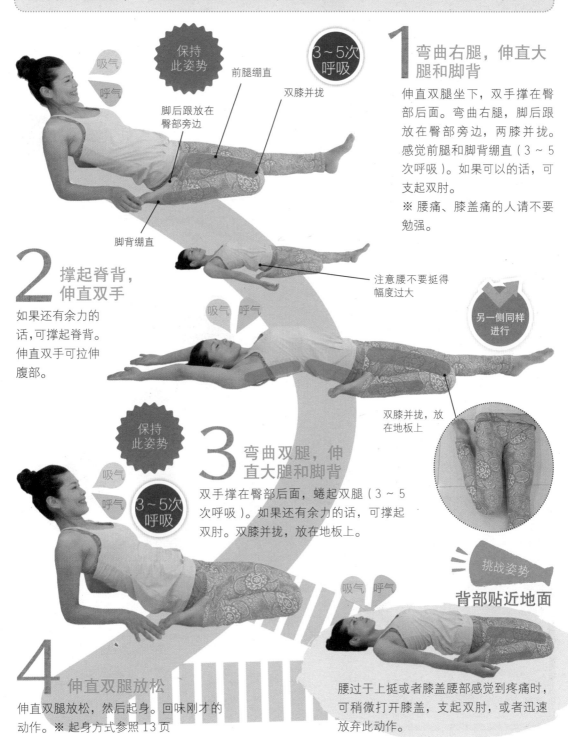

吸气

呼气

保持
此姿势

前腿绷直

双膝并拢

3~5次
呼吸

脚后跟放在
臀部旁边

脚背绷直

1 弯曲右腿，伸直大腿和脚背

伸直双腿坐下，双手撑在臀部后面。弯曲右腿，脚后跟放在臀部旁边，两膝并拢。感觉前腿和脚背绷直（3~5次呼吸）。如果可以的话，可支起双肘。

※ 腰痛、膝盖痛的人请不要勉强。

2 撑起脊背，伸直双手

如果还有余力的话，可撑起脊背。伸直双手可拉伸腹部。

吸气 呼气

注意腰不要挺得幅度过大

另一侧同样
进行

双膝并拢，放在地板上

保持
此姿势

吸气

呼气

3~5次
呼吸

3 弯曲双腿，伸直大腿和脚背

双手撑在臀部后面，蜷起双腿（3~5次呼吸）。如果还有余力的话，可撑起双肘。双膝并拢，放在地板上。

吸气 呼气

挑战姿势

背部贴近地面

4 伸直双腿放松

伸直双腿放松，然后起身。回味刚才的动作。※ 起身方式参照13页

腰过于上挺或者膝盖腰部感觉到疼痛时，可稍微打开膝盖，支起双肘，或者迅速放弃此动作。

骨盆
第一章
收紧

疏通腹股沟及下半身的淋巴系统，促进血液循环

新月式

前后打开双腿，伸直大腿根部（腹股沟）及臀部，有助于疏通淋巴堵塞，促进血液流动，消除浮肿。增强身体机能。

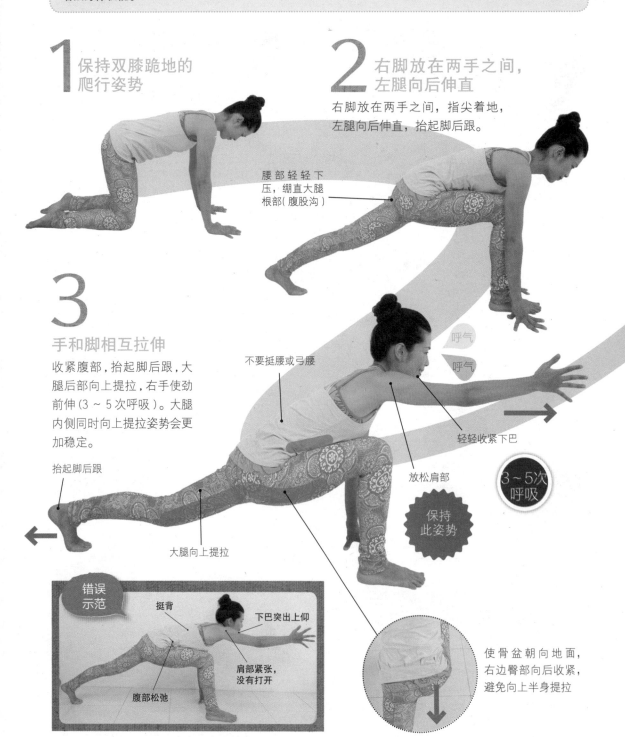

1 保持双膝跪地的爬行姿势

2 右脚放在两手之间，左腿向后伸直

右脚放在两手之间，指尖着地，左腿向后伸直，抬起脚后跟。

腰部轻轻下压，绷直大腿根部（腹股沟）

3

手和脚相互拉伸

收紧腹部，抬起脚后跟，大腿后部向上提拉，右手使劲前伸（3～5次呼吸）。大腿内侧同时向上提拉姿势会更加稳定。

不要挺腰或弓腰

呼气
呼气

轻轻收紧下巴

放松肩部

3～5次呼吸

保持此姿势

抬起脚后跟

大腿向上提拉

使骨盆朝向地面，右边臀部向后收紧，避免向上半身提拉

错误示范

挺背

下巴突出上仰

肩部紧张，没有打开

腹部松弛

4

上身直立，腰部下压

右手向下放，配合呼吸慢慢直起上半身。手放在腰间，感受前腿拉伸（3～5次呼吸）。

保持此姿势

吸气
呼气

3～5次呼吸

注意不要挺腰

90°

脚后跟放在膝盖的正下方

大腿内侧同时向上提拉。肛门向下，收紧尾骨。

腰部下压，伸展大腿

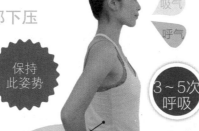

错误示范

不要过分挺腰

膝盖不要向前突出

5

移动双手，转向另一侧

呼气的同时，双手着地。将双手向左脚移动至左脚的两侧，左脚从第2步骤开始同样进行练习。

另一侧以同样方式练习

挑战姿势

双手向上举起

如果还有余力的话，可以将胸部和腋下向后拉伸（3～5次呼吸）。

3～5次呼吸

吸气
呼气

放松双肩

注意不要过于挺腰

保持此姿势

脚后跟放在膝盖的正下方

6

婴儿式放松

双手着地，左腿向后移动，恢复开始的爬行姿势。臀部放在脚后跟上，放松休息。

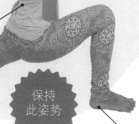

深呼吸

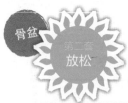

第二套
放松

关闭骨盆的同时，自然地伸展腰部、臀部、身体侧面，塑造柔软女人

交叉侧倒双腿式

交叉双腿，侧倒双腿，检查身体是否容易做到。通过这一动作可伸展体侧、臀部及骨关节的深处，促进淋巴通畅。

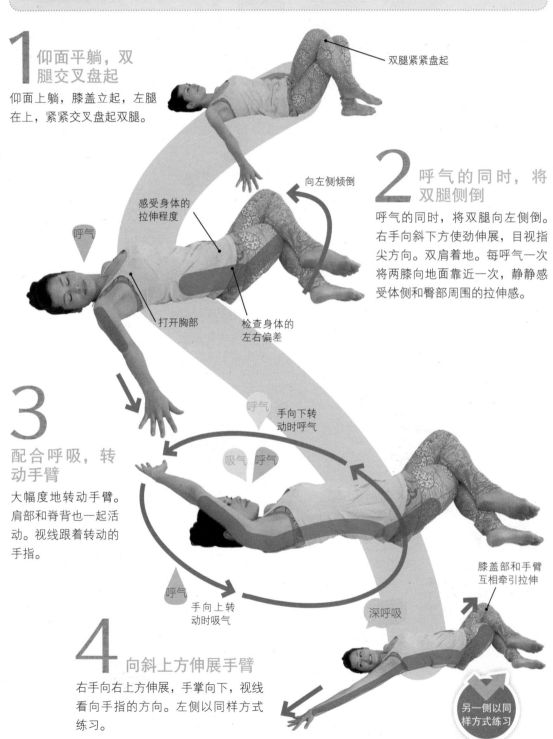

1 仰面平躺，双腿交叉盘起

仰面上躺，膝盖立起，左腿在上，紧紧交叉盘起双腿。

双腿紧紧盘起

向左侧倾倒

感受身体的拉伸程度

呼气

打开胸部

检查身体的左右偏差

2 呼气的同时，将双腿侧倒

呼气的同时，将双腿向左侧倒。右手向斜下方使劲伸展，目视指尖方向。双肩着地。每呼气一次将两膝向地面靠近一次，静静感受体侧和臀部周围的拉伸感。

3 配合呼吸，转动手臂

大幅度地转动手臂。肩部和脊背也一起活动。视线跟着转动的手指。

手向下转动时呼气

呼气

吸气 呼气

手向上转动时吸气

膝盖部和手臂互相牵引拉伸

深呼吸

4 向斜上方伸展手臂

右手向右上方伸展，手掌向下，视线看向手指的方向。左侧以同样方式练习。

另一侧以同样方式练习

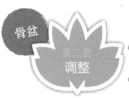

骨盆 第二套 调整

伸展臀部和大腿前侧。调整骨关节，体侧也可得到自然的拉伸

牛面式

腰背挺直，盘腿端坐于地上，伸展臀部。此姿势可清楚地了解身体两侧和骨盆是否变形歪斜。

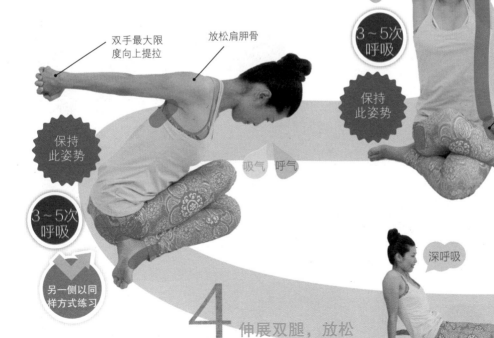

1 盘腿而坐

腰背挺直坐于地上，双腿交叠，左腿压在右腿上。两膝膝盖相对，手握住左脚趾，向臀部旁边拉伸。

左脚向臀部旁边拉伸

2 抱肘，伸展体侧

右脚背着地。左肘弯曲，右手抱住左肘。呼气的同时上半身右倾，伸展腋下和体侧。

吸气
呼气

屈肘

3~5次呼吸

保持此姿势

大腿根和肘部互相牵引拉伸

伸展脚背

3 双手在背后交叉握住，身体前倾

双手在背后手掌相对交叉握住，挤压肩胛骨。吸气，拉伸脊背；呼气，身体前倾。大腿根牢牢着地，呼吸（3~5次呼吸）。另一侧以同样方式练习。

双手最大限度向上提拉

放松肩胛骨

保持此姿势

3~5次呼吸

另一侧以同样方式练习

吸气 呼气

深呼吸

4 伸展双腿，放松

吸气，直起上身。甩腿放松。

33

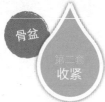

骨盆

第二套
收紧

可强化脊柱活力，强健两腿和骨关节，塑造完美臀型和腰部曲线

幻椅式

弯曲双膝，腰部臀部最大限度向后向下压，感觉身体发抖时效果更佳。挺直脊背，拉伸脊柱。

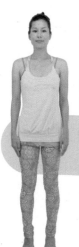

1 山式站立

双脚打开，与腰同宽，脚尖向前。挺直上身，手臂垂于体侧。身体呈一条直线（参照 15 页）站立。

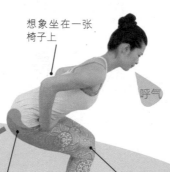

想象坐在一张椅子上

呼气

感觉到后腿部及臀部有拉伸效果即可

注意膝盖不能超过脚尖

2 弯曲双膝，大腿根向后拉

双手放在大腿根，大腿根向后拉（通过双手向后推）。双膝保持不动，臀部向后、向下放低。

注意不要弓背

3 指尖着地

慢慢地腰向下压，使指尖能够着地。

双膝不要并拢，保持与腰同宽

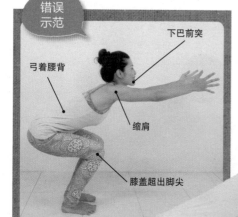

错误示范

下巴前突

弓着腰背

缩肩

膝盖超出脚尖

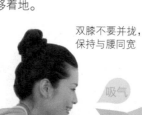

放松双臂和肩部

膝盖保持在脚后跟的正上方

吸气

呼气

感觉臀部和手臂互相牵引拉伸

保持此姿势

3～5次呼吸

4 直起上身，双手向前方伸展

吸气，直起上身，双臂保持肩膀的高度平行于地面，向前伸展。双膝向前，保持不动（3～5次呼吸）。

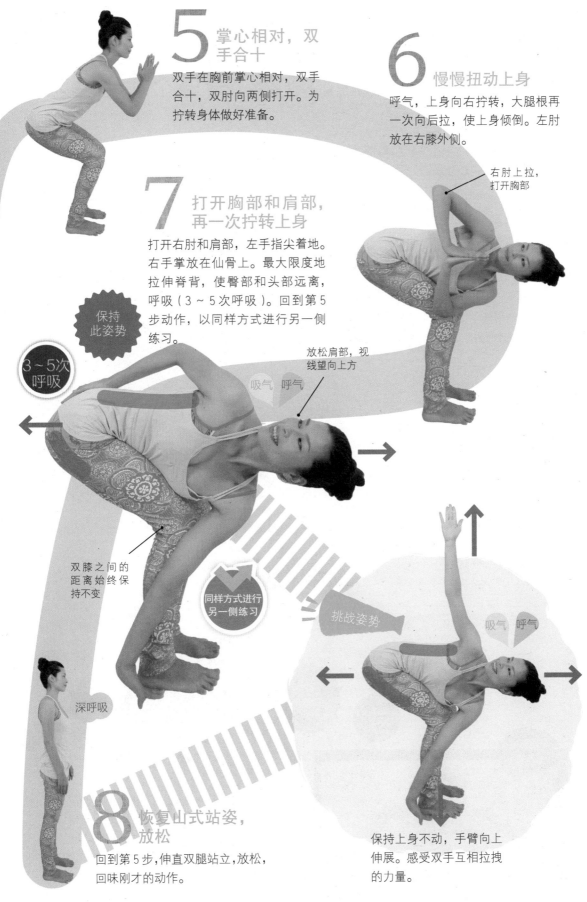

5 掌心相对，双手合十

双手在胸前掌心相对，双手合十，双肘向两侧打开。为拧转身体做好准备。

6 慢慢扭动上身

呼气，上身向右拧转，大腿根再一次向后拉，使上身倾倒。左肘放在右膝外侧。

右肘上拉，打开胸部

7 打开胸部和肩部，再一次拧转上身

打开右肘和肩部，左手指尖着地。右手掌放在仙骨上。最大限度地拉伸脊背，使臀部和头部远离，呼吸（3～5次呼吸）。回到第5步动作，以同样方式进行另一侧练习。

保持此姿势

3～5次呼吸

放松肩部，视线望向上方

吸气 呼气

双膝之间的距离始终保持不变

同样方式进行另一侧练习

挑战姿势

吸气 呼气

深呼吸

8 恢复山式站姿，放松

回到第5步，伸直双腿站立，放松，回味刚才的动作。

保持上身不动，手臂向上伸展。感受双手互相拉拽的力量。

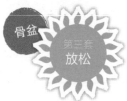

有助于修复因长时间采用不良坐姿抱娃和哺乳造成的臀部萎缩和下半身血液流通不畅引起的堵塞、身体不正等问题

开脚前屈式

伸展大腿内侧（内转肌）和臀部（大臀肌），修复骨盆不正。
此动作可使和上身紧密相连的骨盆活动更加顺畅，加深身体的联动性。

1 晃动双膝，放松骨关节

两脚脚心相对。上下活动双膝，放松骨关节。
两膝向上、向下各摇晃20次。要有意识地下压、上提，不要依赖反作用力。

2 打开双腿，膝盖稍微弯曲

打开双腿，膝盖稍微弯曲。双手撑地使臀部向后移动1～2步，使骨盆正位。用臀部的坐骨和脚掌支撑上身。

膝盖的弯曲程度、两腿之间的距离、以大腿内侧能够舒适地伸展为宜。

3 双手向前移动的同时，下压上身

双手向前移动的同时，从腰部开始下压上身。
呼气，保持大腿内侧舒适地伸展。
身体的重心移至上身，放松。反复深呼吸（3～5次呼吸）。

呼气

始终保持膝盖向上

伸展脊背，上身最大程度下压

保持此姿势

3～5次呼吸

深呼吸

错误示范

弓着腰背

骨盆不端正

注意避免膝盖向内侧倾斜

4 直起上身，伸展双腿

吸气，直起上身，向前甩腿，放松。

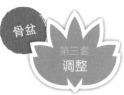

此套动作能平静大脑并且帮助缓解压力和疲劳，彻底放松身心

婴儿式

婴儿式能放松股关节，伸展大腿内侧和脊柱。婴儿也会经常开心地做这个动作，试着和宝宝一起做做吧。

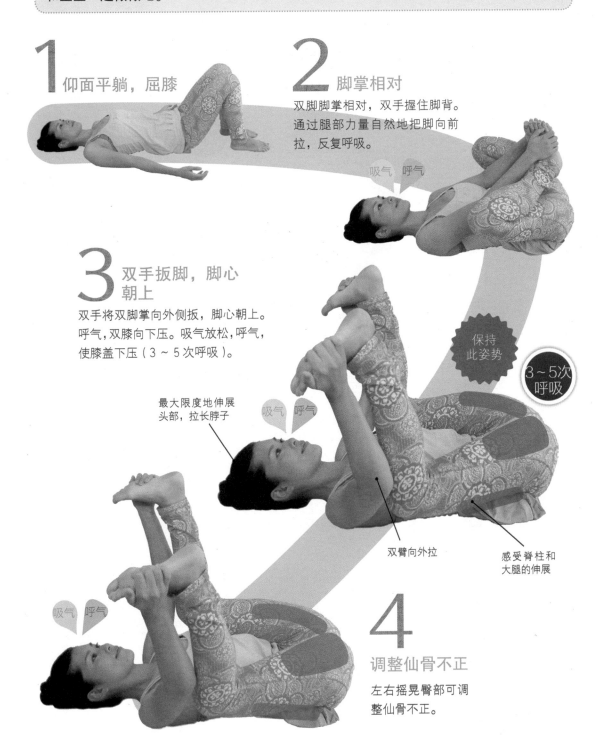

1 仰面平躺，屈膝

2 脚掌相对

双脚脚掌相对，双手握住脚背。通过腿部力量自然地把脚向前拉，反复呼吸。

吸气 呼气

3 双手扳脚，脚心朝上

双手将双脚掌向外侧扳，脚心朝上。呼气，双膝向下压。吸气放松，呼气，使膝盖下压（3～5次呼吸）。

保持此姿势

3～5次呼吸

最大限度地伸展头部，拉长脖子

吸气 呼气

双臂向外拉

感受脊柱和大腿的伸展

吸气 呼气

4 调整仙骨不正

左右摇晃臀部可调整仙骨不正。

骨盆

第三套
收紧

增强支撑骨盆的脚部肌肉力量！收紧臀部，提高代谢功能，让你胖不起来

女神式

打开股关节，活动下半身的大肌肉群。此姿势也有助于增强腹肌，收紧臀部。也有助于增强抱娃所必需的体力。

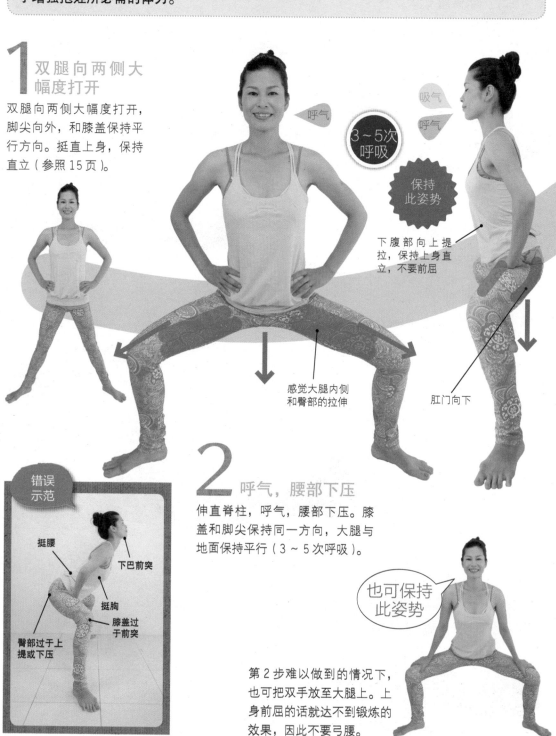

1 双腿向两侧大幅度打开

双腿向两侧大幅度打开，脚尖向外，和膝盖保持平行方向。挺直上身，保持直立（参照15页）。

呼气

吸气

呼气

3～5次呼吸

保持此姿势

下腹部向上提拉，保持上身直立，不要前屈

感觉大腿内侧和臀部的拉伸

肛门向下

错误示范

挺腰

下巴前突

挺胸

膝盖过于前突

臀部过于上提或下压

2 呼气，腰部下压

伸直脊柱，呼气，腰部下压。膝盖和脚尖保持同一方向，大腿与地面保持平行（3～5次呼吸）。

也可保持此姿势

第2步难以做到的情况下，也可把双手放至大腿上。上身前屈的话就达不到锻炼的效果，因此不要弓腰。

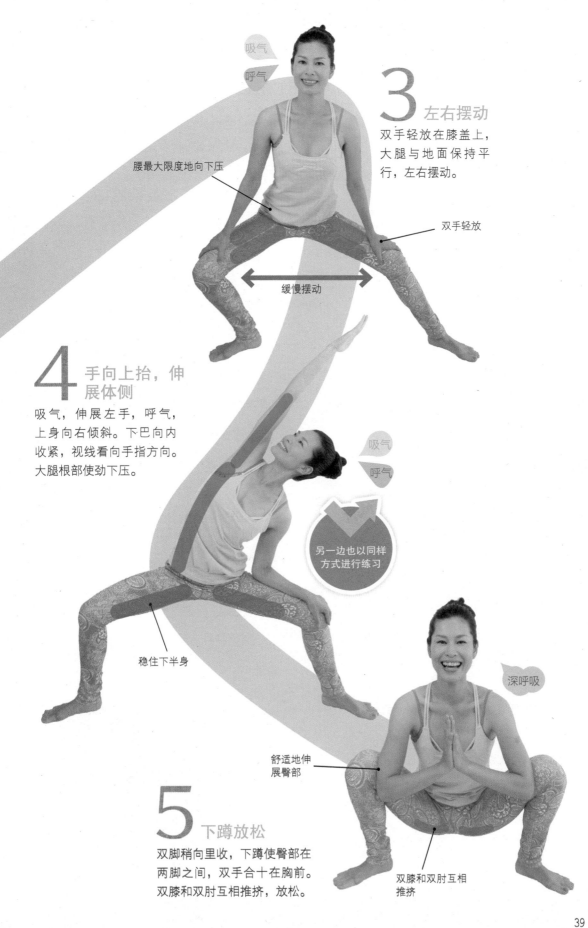

吸气
呼气

3 左右摆动

双手轻放在膝盖上，大腿与地面保持平行，左右摆动。

腰最大限度地向下压

双手轻放

缓慢摆动

4 手向上抬，伸展体侧

吸气，伸展左手，呼气，上身向右倾斜。下巴向内收紧，视线看向手指方向。大腿根部使劲下压。

吸气
呼气

另一边也以同样方式进行练习

稳住下半身

深呼吸

舒适地伸展臀部

5 下蹲放松

双脚稍向里收，下蹲使臀部在两脚之间，双手合十在胸前。双膝和双肘互相推挤，放松。

双膝和双肘互相推挤

让我们开始有瑜伽陪伴的育儿生活吧

瑜伽精神教会我们"拥有自己独特的育儿方式的同时，更重要的是要活出自我"。

生产前我就很喜欢瑜伽。于是产后我带着 7 个月的儿子参加了产后瑜伽锻炼。干劲十足地想要恢复精力，没想到孩子从开始一直哭到了最后。根本没法练习。但是直觉告诉我"一定有一种瑜伽可以带着孩子一起练习"。以此为契机我找到了梦寐以求的可以快快乐乐和孩子一起练习的瑜伽，并且希望它能够让更多的妈妈们受益。

把瑜伽精神融入生活方式之后，产后的压力、焦躁、不安等负面情绪不知不觉就消失了。把瑜伽融入到育儿之中，相信你也一定会找到轻松愉悦的属于自己的育儿方式。

不要攀比

提起瑜伽，给人的印象都是一些非常难的动作。实际上，瑜伽没有完美的动作。每个人年龄、经验、个子高低、性别、产前、产后、身体柔软度不同等，即使做同一个动作，看起来也会有所不同。因此，原本就没有必要一味地追求动作的完美。也就是说根本没有必要跟任何人比较。

接受真实的自己

不要用好坏对错来判断自己，自己能做到什么程度就是什么程度，接受真实的自己。不要被各种情感所左右，忽喜忽悲，要客观地看待自己，保持平常心。

珍视现在

和孩子在一起的时光转瞬即逝。就像无数个点构成线一样，无数个"现在"构成了我们的人生。因此不要一味地回首过去，为过去而后悔；亦不要一味地为将来焦虑。努力地过好现在的每一个瞬间最为重要。专注地呼吸任何时候你都能感受到"此刻你就在这里"的美好。

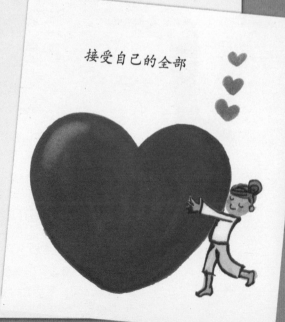

接受自己的全部

日渐成长起来的除了孩子还有你！没必要和任何人比较。接受真实的自己，享受和孩子在一起的美好时光。

产后瑜伽②腹部篇

增强腹肌，塑造完美体形

第一套
唤醒
前腹部

 半桥式 — 使失去活力的前腹部恢复活力，同时还可以塑造优美背部曲线

 船式和桌式 — 塑造紧实平滑的完美腹部

 除风式 — 唤醒因生产而松弛的腹部，促进血液循环，柔嫩肌肤

第二套
塑造
纤细腰身

 伸展体侧式 — 自然舒适地伸展身体，可缓解体侧的僵硬，紧实腰部肌肉，塑造纤细腰肢

 屈膝贤者式 — 唤醒侧腹部，锻炼纤细腰肢，强化腹肌

 伸展体侧&三角式 — 伸展侧腹部，扭动身体使身体舒畅，塑造女性纤细腰肢

第三套
唤醒
腹部和背部

 眼镜蛇式 — 伸展腹部，使颈部和肩部放松，塑造美背，增加胸围

 身体后倾式 — 恢复腹肌和腰肌弹性，调整身体不正

 趴地撑肘直立 — 保持伸展的姿势，可增强身体的稳定性和平衡性，有利于收紧背部和腹部肌肉

产后大肚腩的罪魁祸首竟然是这个？！

造成大肚腩的原因——腹直肌是否失去弹性的检测方法

妊娠期间造成肌肉失去弹性难道就这么不管了吗?

产后腹部还像怀孕一样？妊娠期间胸口和耻骨之间的腹直肌之间形成的沟产后会变大，而且如果经常挺腰的话腹直肌会起不到作用。这都是形成大肚腩的罪魁祸首（即腹直肌松弛）。

妊娠前的腹部

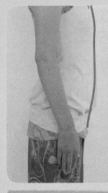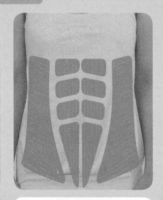

腹直肌剖面图

妊娠中的腹部

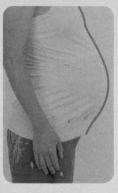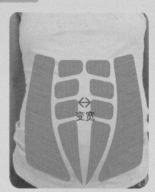

变宽

你的腹直肌是否失去弹性？腹直肌的检测方法

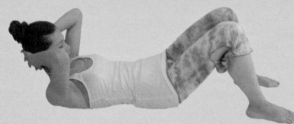

① 仰面平躺，双膝蜷曲。

② 收紧腹部，眼睛紧盯腹部。
注意不要因反作用增加腹压，使腹部受到挤压。

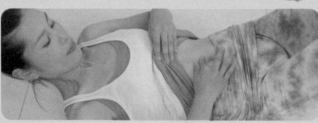

③ 用手指左右按压肚脐上方的腹部，腹直肌中间的沟有多大距离？是一根手指还是两根手指的距离？（或许有人会超过3厘米）

产后要避开的腹肌锻炼

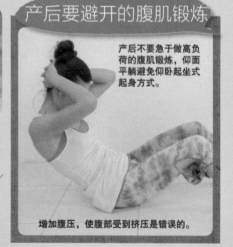

产后不要急于做高负荷的腹肌锻炼，仰面平躺避免仰卧起坐式起身方式。

增加腹压，使腹部受到挤压是错误的。

让你从此摆脱束身衣的束缚！

矫正姿势，消除大肚腩！

姿势不端正的话，包裹内脏的肌肉支撑力量就会减弱，容易形成大肚腩！

强化四块肌肉！塑造完美体形

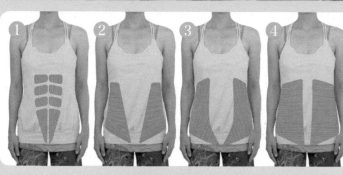

通过表层

❶腹直肌　支撑腹部纵向的肌肉变弱的话容易形成大肚腩

❷外腹斜肌·❸内腹斜肌　扭动身体时会起作用，塑造纤细腰身

❹腹横肌　像束身衣一样起到稳定身体和骨盆的作用

　　产后，所有的腹肌都会松弛，但是没关系，不需要束身衣的束缚，只要端正骨盆，挺直身姿，就可彻底消除大肚腩。

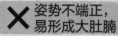 **✗ 姿势不端正，易形成大肚腩**

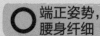 **〇 端正姿势，腰身纤细**

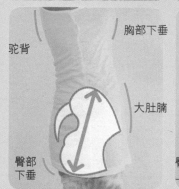

驼背 / 胸部下垂 / 大肚腩 / 臀部下垂

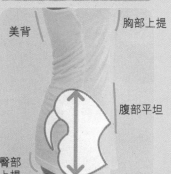

美背 / 胸部上提 / 腹部平坦 / 臀部上提

· 腹部平坦
· 身姿优雅
· 改善腰痛
· 显年轻
· 消除肩部和脖子酸痛

消除大肚腩 "收紧腹部的呼吸"

❶ 仰面平躺，双手呈心形，放在肚脐下方。

❷ 腹部向内吸的同时呼气。

有意识地进行吸腹呼吸，收紧腹部，发挥自身腹部肌肉的束身作用。

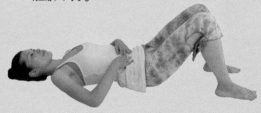

呼气直到腹部扁下去，这样会作用于腹部的腹肌群。呼气放松。

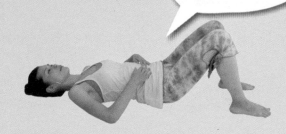

腹部 第一套 放松

使失去活力的前腹部恢复活力，同时还可以塑造优美背部曲线

半桥式

半桥式不同于通常的桥式，不需要伸展腹肌。保持骨盆稍向后倾，向上提拉腹肌，使腹部腹肌群得到有效锻炼。

1 屈膝，进行收紧腹肌的呼吸练习

反复进行收紧腹肌的呼吸练习（参照上一页）。仰面平躺，屈膝，双手放在身体两侧，双脚保持与腰同宽。

2 脚后跟移到膝盖下方的位置

脚后跟放在膝盖下方的位置，脚尖和膝盖保持相同方向。腰部稍曲（骨盆后倾）。

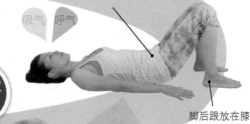

收紧胸和耻骨之间的腹直肌

吸气 呼气

脚后跟放在膝盖下方的位置

3 慢慢向上抬起臀部

随吸气，双手用力撑地，把臀部向上抬起，注意不要挺腰，保持骨盆后倾。呼气，收紧腹肌（3～5次呼吸）。

保持此姿势

3～5次呼吸

吸气 呼气

收紧腹肌

不要挺腰

反复进行

3～5次呼吸

4 呼气时慢慢放下腰背

从上身开始慢慢放下肩胛骨、背、腰和臀部（可重复练习3次）。

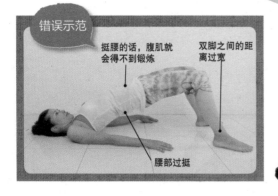

错误示范

挺腰的话，腹肌就会得不到锻炼

双脚之间的距离过宽

腰部过挺

呼气

放松

控制好身体一点一点地放下这一点非常重要

5 晃动双膝放松腹部

左右晃动双膝放松腹部。

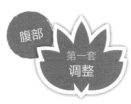

塑造紧实平滑的完美腹部

船式和桌式

骨盆后倾的话，会造成背部弯曲，不利于腹肌的锻炼。要保持脖子伸直，上身后倾，收紧腹直肌。

1 端坐，屈膝，双手扶住膝盖窝

保持骨盆端正，挺直后背。

2 上身向后倾，双脚向上抬起

吸气时上身稍向后倾，双脚慢慢向上提起。保持小腿和地面平行，脚尖绷直，脚踝放松。收紧腹肌，牢牢地支撑住上身（3～5次呼吸）。

反复此动作

吸气

呼气

如果还有余力的话可把手伸向脚尖的方向，手臂绷直

3 双手向后撑地，臀部向上抬起

缓缓放下双脚，双手撑在臀部后方，脚尖向前。收紧腹肌，臀部缓缓向上抬起。保持此姿势呼吸（3～5次呼吸）。

保持此姿势

3～5次呼吸

吸气 呼气

腹部和大腿根部保持上抬，感受大腿和腹部的拉伸

第2步和第3步重复做3次

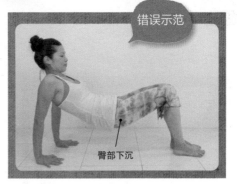

错误示范

臀部下沉

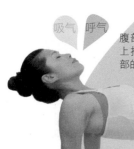

4 放下臀部，晃动双膝放松

把臀部放下，左右晃动双膝放松。

3～5次呼吸

保持此姿势

45

第一套
收紧

唤醒因生产而松弛的腹部，促进血液循环，柔嫩肌肤

除风式

收紧腹部，注意不要挤压腹部，增加腹压。此姿势可促进血液循环，消除腿部疲劳和浮肿，增强腹直肌力量。

先从简单版本开始练习

1 膝盖抱至胸前

仰卧，呼气时把右膝抱至胸前。

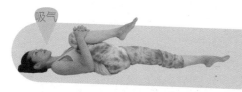

吸气

腰部紧贴地面

2 抬起另一条腿

将左腿稍稍抬离地面，伸直。伸展臀部，可纠正挺腰的习惯（3～5次呼吸）。

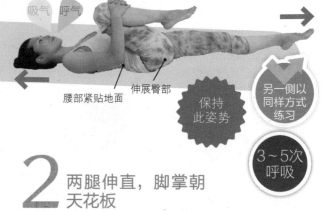

吸气 呼气

伸展臀部

保持此姿势

另一侧以同样方式练习

3～5次呼吸

熟练之后进一步进行腹肌练习

1 反复进行收紧腹肌的呼吸练习

仰卧，屈膝，反复进行收紧腹肌的呼吸练习（参照43页）。

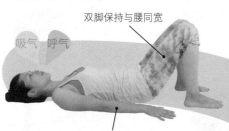

双脚保持与腰同宽

吸气 呼气

双手放在身体两侧

2 两腿伸直，脚掌朝天花板

吸气时抬起双腿，使脚掌向天花板。呼气时收紧阴部（骨盆底肌）。尽量使脚后跟向上顶，脚尖向下拉（3～5次呼吸）。

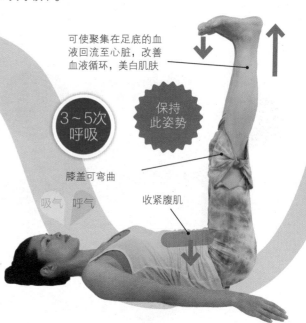

可使聚集在足底的血液回流至心脏，改善血液循环，美白肌肤

保持此姿势

3～5次呼吸

膝盖可弯曲

吸气 呼气

收紧腹肌

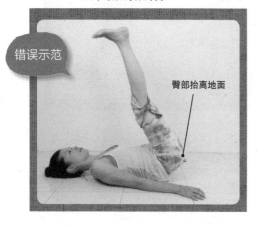

错误示范

臀部抬离地面

3 双腿抬离至与地面成45度角的位置

双脚和头部尽量前伸,呼气时缓缓放下双腿。臀部、腰部紧贴地面。收紧腹肌,反复呼吸(3～5次呼吸)。

吸气 呼气

放松双腿不利于锻炼腹肌

45°

保持此姿势

3～5次呼吸

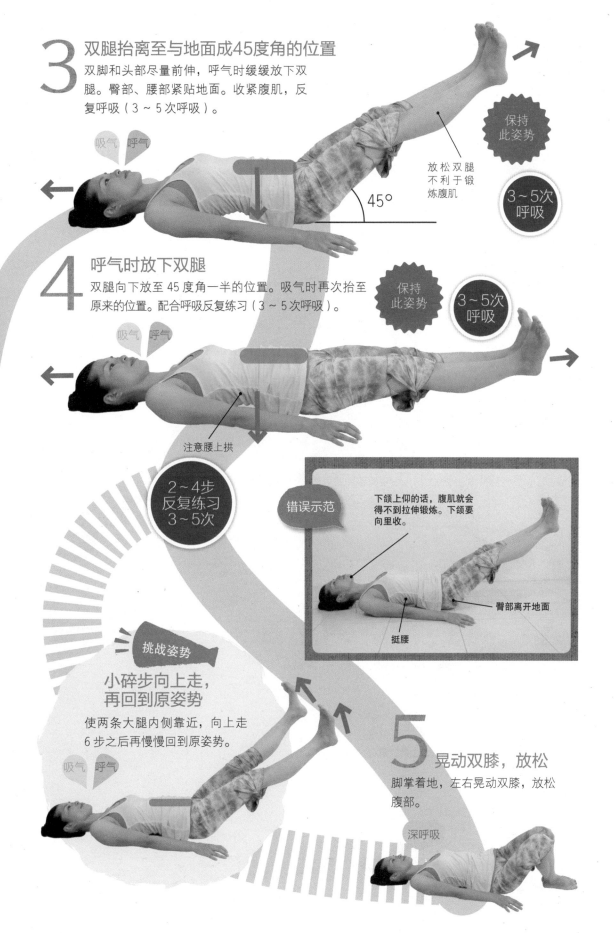

4 呼气时放下双腿

双腿向下放至45度角一半的位置。吸气时再次抬至原来的位置。配合呼吸反复练习(3～5次呼吸)。

吸气 呼气

保持此姿势

3～5次呼吸

注意腰上拱

2～4步
反复练习
3～5次

错误示范

下颌上仰的话,腹肌就会得不到拉伸锻炼。下颌要向里收。

臀部离开地面

挺腰

挑战姿势

小碎步向上走,再回到原姿势

使两条大腿内侧靠近,向上走6步之后再慢慢回到原姿势。

吸气 呼气

5 晃动双膝,放松

脚掌着地,左右晃动双膝,放松腹部。

深呼吸

第二套
放松

自然舒适地伸展身体，可缓解体侧的僵硬，紧实腰部肌肉，塑造纤细腰肢

伸展体侧式

由于日常哺乳和换尿布容易造成身体前屈，此姿势可矫正不良体形，缓解肩胛骨和侧腹部的肌肉紧张，收紧松弛的腹肌。

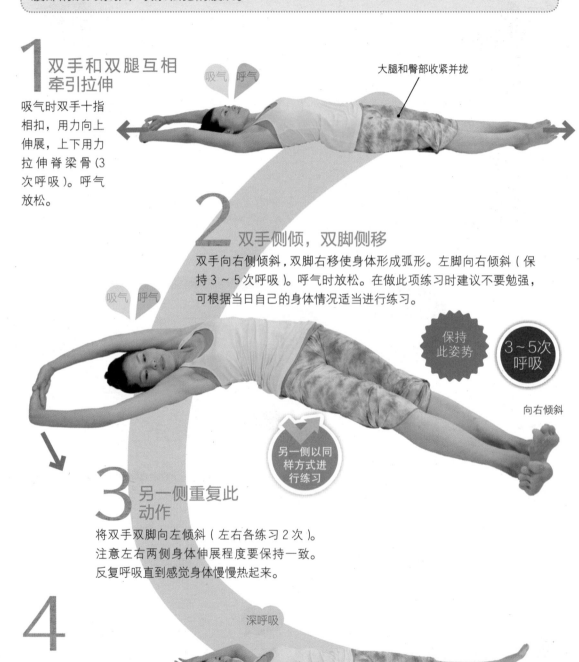

1 双手和双腿互相牵引拉伸

吸气时双手十指相扣，用力向上伸展，上下用力拉伸脊梁骨（3次呼吸）。呼气放松。

吸气 呼气

大腿和臀部收紧并拢

2 双手侧倾，双脚侧移

双手向右侧倾斜，双脚右移使身体形成弧形。左脚向右倾斜（保持3~5次呼吸）。呼气时放松。在做此项练习时建议不要勉强，可根据当日自己的身体情况适当进行练习。

吸气 呼气

保持此姿势

3~5次呼吸

向右倾斜

另一侧以同样方式进行练习

3 另一侧重复此动作

将双手双脚向左倾斜（左右各练习2次）。注意左右两侧身体伸展程度要保持一致。反复呼吸直到感觉身体慢慢热起来。

4

深呼吸

伸展双腿放松

回到起始姿势，慢慢回味。

唤醒侧腹部，锻炼纤细腰肢，强化腹肌

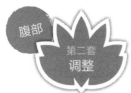

屈膝贤者式

注意臀部不要贴近地面，感觉从头到双膝身体有一个中心轴支撑。使用侧腹（即腹斜肌）支撑身体。

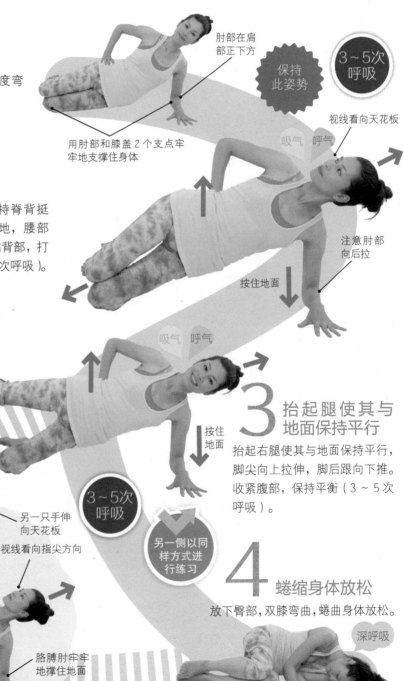

1 单肘撑地，双膝弯曲

侧躺左肘撑地，双膝成 90 度弯曲。右手轻放腰间。

肘部在肩部正下方

保持此姿势

3～5次呼吸

视线看向天花板

用肘部和膝盖 2 个支点牢牢地支撑住身体

2 抬起臀部，伸直背部

吸气时抬起臀部，保持脊背挺直。膝盖和胳膊肘撑地，腰部牢牢抬起。右手背紧贴背部，打开双肘和胸部（3～5次呼吸）。

吸气 呼气

注意肘部向后拉

按住地面

保持此姿势

3 抬起腿使其与地面保持平行

抬起右腿使其与地面保持平行，脚尖向上拉伸，脚后跟向下推。收紧腹部，保持平衡（3～5次呼吸）。

吸气 呼气

按住地面

3～5次呼吸

另一侧以同样方式进行练习

挑战姿势

另一只手伸向天花板

视线看向指尖方向

胳膊肘牢牢地撑住地面

腰使劲上抬

4 蜷缩身体放松

放下臀部，双膝弯曲，蜷曲身体放松。

深呼吸

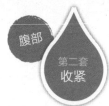

伸展侧腹部，扭动身体使身体舒畅，塑造女性纤细腰肢

伸展体侧＆三角式

有意识地进行腹斜肌的锻炼，活动腹斜肌可收紧侧腹部，塑造女性优美的身体曲线。通过扭腰也可燃烧内脏脂肪。

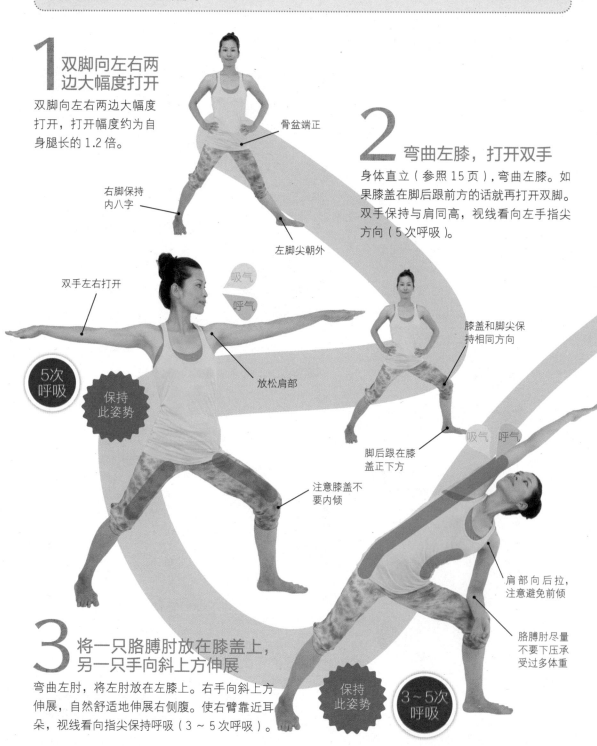

1 双脚向左右两边大幅度打开

双脚向左右两边大幅度打开，打开幅度约为自身腿长的 1.2 倍。

骨盆端正

右脚保持内八字

左脚尖朝外

2 弯曲左膝，打开双手

身体直立（参照 15 页），弯曲左膝。如果膝盖在脚后跟前方的话就再打开双脚。双手保持与肩同高，视线看向左手指尖方向（5 次呼吸）。

膝盖和脚尖保持相同方向

脚后跟在膝盖正下方

吸气 呼气

双手左右打开

放松肩部

5次呼吸

保持此姿势

注意膝盖不要内倾

3 将一只胳膊肘放在膝盖上，另一只手向斜上方伸展

弯曲左肘，将左肘放在左膝上。右手向斜上方伸展，自然舒适地伸展右侧腹。使右臂靠近耳朵，视线看向指尖保持呼吸（3～5 次呼吸）。

肩部向后拉，注意避免前倾

胳膊肘尽量不要下压承受过多体重

保持此姿势

3～5次呼吸

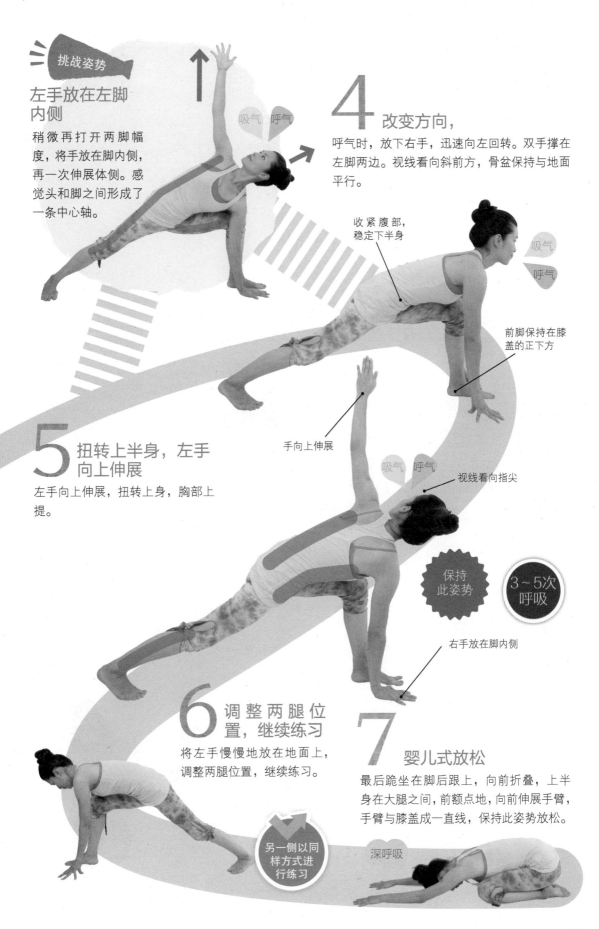

挑战姿势

左手放在左脚内侧

稍微再打开两脚幅度，将手放在脚内侧，再一次伸展体侧。感觉头和脚之间形成了一条中心轴。

吸气 呼气

4 改变方向，

呼气时，放下右手，迅速向左回转。双手撑在左脚两边。视线看向斜前方，骨盆保持与地面平行。

收紧腹部，稳定下半身

吸气 呼气

前脚保持在膝盖的正下方

5 扭转上半身，左手向上伸展

左手向上伸展，扭转上身，胸部上提。

手向上伸展

吸气 呼气

视线看向指尖

保持此姿势

3~5次呼吸

右手放在脚内侧

6 调整两腿位置，继续练习

将左手慢慢地放在地面上，调整两腿位置，继续练习。

另一侧以同样方式进行练习

7 婴儿式放松

最后跪坐在脚后跟上，向前折叠，上半身在大腿之间，前额点地，向前伸展手臂，手臂与膝盖成一直线，保持此姿势放松。

深呼吸

腹部 第三套 放松

伸展腹部，使颈部和肩部放松，塑造美背，增加胸围

眼镜蛇式

要塑造完美腰腹部曲线，锻炼背部肌肉调整姿势非常重要。活动肩部、肩胛骨和背部大肌肉有全身瘦身功效。

1 俯卧

双脚打开与腰同宽，轻收臀部，一次性呼出体内气体。

呼气

2 抬起胸部，抬高上身

吸气时肩胛骨上拉，抬高胸部。注意不要用手的力量支撑起身体。收紧双臂使双臂紧靠身体，胳膊肘向后拉。脚背紧贴地面，收紧腹部（3～5次呼吸）。

吸气

3～5次呼吸

保持此姿势

不要挺腰，从肩胛骨开始向上抬起

吸气
呼气

双肘向后拉，注意不要过多地用手的力量支撑起上半身

3 两肘向后拉伸

吸气时抬起双手，头和双脚互相牵引拉伸。双肘尽量向后拉伸使两边肩胛骨靠近（20次），1～3步反复进行练习。

吸气

慢慢地活动双臂，不要靠左右肩胛骨的力量

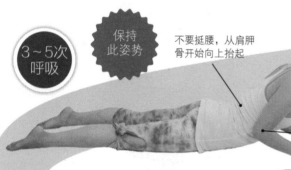

吸气
呼气

骨盆的左右两边均等受力

1～3步重复3次

4 放下上半身，自然地趴在地上放松

呼气时放下上半身，放松背部、胸部。

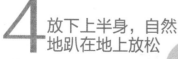
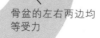

深呼吸

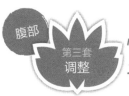

腹部 第三套调整

恢复腹肌和腰肌弹性，调整身体不正

身体后倾式

腹肌没有弹性的话可能会坚持不住，身体向后倒，刚开始练习时不要勉强。扭转身体时边检查身体的左右偏差边进行练习。

1 端坐屈膝双手交叉放在胸前

坐下，将臀部向后移动 1 ~ 2 步使骨盆端正。双手交叉放在胸前，呼气时收紧腹部。

2 吸气时上半身向后倾斜

伸展脖子，上半身慢慢向后倾斜直至极限，保持。注意不要增加腹压使腹部受到挤压（5 ~ 10 次呼吸）。吸气时回复起始姿势。

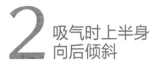

后仰至感觉肚子微微发抖的状态

5~10次呼吸

保持此姿势

错误示范

曲背

下颌过于内收

臀部离开地面

曲腰

保持此姿势

3 ~ 5次呼吸

3 扭转上半身，手向后方伸展

将左手放在右膝的外侧，右手向后伸展，使手臂与肩齐高（3 ~ 5 次呼吸）。吸气时挺直脊背，呼气时继续扭转身体，收紧腹部使腹部下凹，继续呼吸。

熟练之后，呼气时收紧阴部（骨盆底肌）并上拉

另一侧以同样方式进行练习

4 摇晃双膝放松

上身回复到起始姿势，再轻轻晃动双膝，放松腹部。

保持伸展的姿势，可增强身体的稳定性和平衡性，有利于收紧背部和腹部肌肉

趴地撑肘直立

练习时注意不要挺腰，不要腹部着地。经常练习，可增强身体的稳定性和平衡性，有利于其他动作的练习，也有利于改善双臂和臀部的松弛。

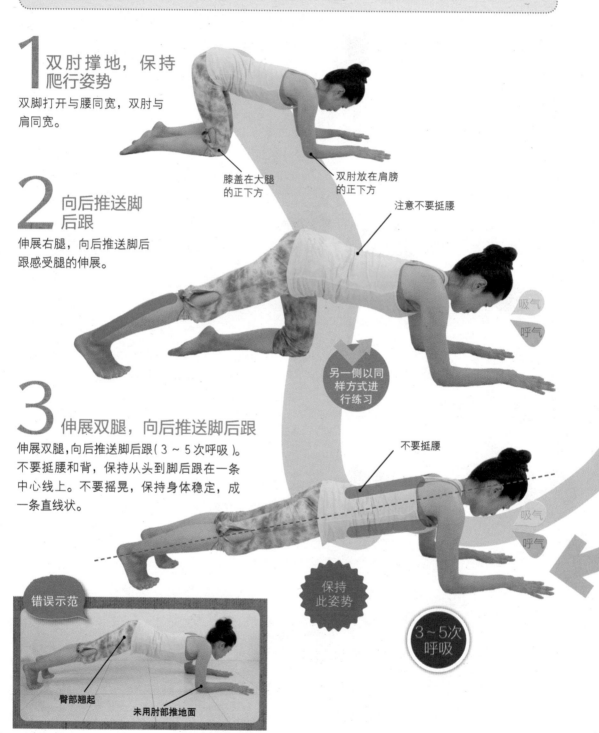

1 双肘撑地，保持爬行姿势

双脚打开与腰同宽，双肘与肩同宽。

膝盖在大腿的正下方

双肘放在肩膀的正下方

注意不要挺腰

2 向后推送脚后跟

伸展右腿，向后推送脚后跟感受腿的伸展。

吸气
呼气

另一侧以同样方式进行练习

3 伸展双腿，向后推送脚后跟

伸展双腿，向后推送脚后跟（3～5次呼吸）。不要挺腰和背，保持从头到脚后跟在一条中心线上。不要摇晃，保持身体稳定，成一条直线状。

不要挺腰

吸气
呼气

保持此姿势

3～5次呼吸

错误示范

臀部翘起

未用肘部推地面

4

如果还有余力的话，可将右脚抬起练习

抬起右脚向后伸展，保持腿部力量。从头到脚后跟保持相同高度。保持均匀呼吸，继续练习（3～5次呼吸）。呼气时放下脚。

另一侧以同样方式进行练习

腹部上提

吸气

呼气

双腿合拢，两大腿内侧靠拢

保持此姿势

3～5次呼吸

第3步到第5步反复练习3次

5

婴儿式放松之后再反复练习

婴儿式放松，调整呼吸。

深呼吸

重复练习

6 俯卧，左右晃动臀部放松

俯卧休息。放松腹部的同时左右晃动臀部。

左右摇晃

深呼吸

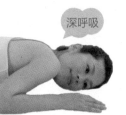

宝宝现在为什么哭呢？
提高我们的感知能力

抱也抱了哄也哄了该做的都做了宝宝还是大哭不止，面对此情此景妈妈们是不是感到心力交瘁？即使是自己十月怀胎忍着剧痛生下的可爱宝宝，听到宝宝的哭声是不是还是有一种被责备的感觉。感到无能为力意志消沉，希望宝宝快点停止哭泣，这种经历相信每个妈妈都曾经历过吧！

宝宝的哭声听起来很不舒服的原因

实际上有研究结果显示宝宝的哭声和爪子抓黑板时发出的"吱吱"声很相似，听起来很不舒服。

因为宝宝还很小不会自己吃饭洗澡等，只能通过哭发出令人不快的声音，希望能够得到大人的照顾，守护自己的生命。

我们大人可以利用语言、表情、行为、动作等表达自己的心情，但是哭是宝宝传达感情的主要手段，也就是通过哭声向妈妈传达信息表达自己的情绪。

宝宝哭的原因是什么呢？

想要抱、累了、困了、饿了、还想玩、想要妈妈、撒娇、不想一个人玩、不喜欢这件衣服、热了、冷了、光线刺眼、尿布湿了、背痒痒、便秘肚子胀痛、长牙期牙龈刺痒、想要发泄情绪等等，可能还有很多我们想象不到的理由。

最重要的是我们要会判断"现在为什么哭？"

仔细观察宝宝眼睛睁的情况、哭的方式、声音的大小、手脚的动作等慢慢就可以判断出宝宝也许是想吃奶或者是困了等等。对症下药就会轻松多了。我们的感知能力提高了，即使宝宝大哭不止，处理起来也会游刃有余。

尽管如此，当然也会有"哄不好"或是"不知道为什么哭"的时候。这时候不妨和宝宝玩玩"猜谜"游戏，"宝宝应该是因为这个哭的吧？""啊，猜对了！""没猜对"，看看和宝宝能否心意相通也是一种乐趣。

让宝宝停止哭泣不是"妈妈的工作"。首先我们要保持良好的心态接受宝宝的哭，明白"宝宝现在哭或许只是他想哭了"。

最重要的是让宝宝知道妈妈就在这里，永远陪在他的身边！

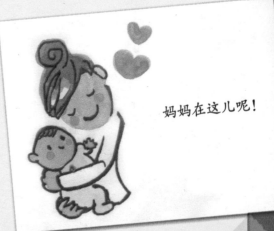

妈妈在这儿呢！

产后瑜伽③肩胛骨篇
活动第二骨盆肩胛骨，提高身体代谢功能

第一套
全方位
活动肩胛骨

 放松肩胛骨 | 开胸，使萎缩的胸部柔软嫩滑，缓解颈肩酸痛

 猫伸展式和摇头摆尾式 | 伸展肩部和背部，可增强脊柱的弹性和髋部的灵活性，通过自然地扭转身体，调整身体不正

 英雄式 1 | 通过双肘的开合，活动肩部和锁骨周围肌肉，打开身体瘦身开关，让你瘦下来

第二套
肩胛骨靠拢，
打开胸部

 活动肩胛骨式 | 改善背部酸痛和驼背，体会肩胛骨的活动

 鸽子式 | 恢复侧腹肌弹性，塑造纤细腰身

 板式和眼镜蛇式 | 板式瑜伽可很好地伸展腰背部和手臂，帮助恢复脊柱的柔韧性，紧实腰背和手臂

第三套
放低肩胛骨，
放松肩部

 伸展胸部手臂转动式 | 提高肩胛骨的柔韧性，使肩胛骨回复正常位置

 半犬式 | 双手支撑墙壁练习，可消除双臂、腋下及脊背堵塞，提高脊柱柔韧性

 下犬式 | 消除疲劳、改善肩部酸痛，同时能够锻炼双臂、肩部、腰背肌肉

活动第二骨盆——肩胛骨，提高身体代谢功能

肩胛骨被称为第二骨盆的理由

在过去人类还未能直立行走时，肩胛骨支撑我们的前腿发挥着和骨盆一样的作用。肩胛骨支撑上半身，骨盆支撑下半身。因此，肩胛骨被称为"第二骨盆"。

由于长期抱娃和哺乳，手臂和肩膀会用偏或者是一些不良姿势会导致身体不正、失去平衡，长此以往又会进一步导致肌肉紧张僵硬。

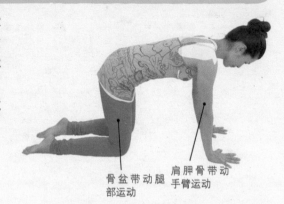

骨盆带动腿部运动　　肩胛骨带动手臂运动

咦？这是真的吗？

只要活动肩胛骨就可以唤醒身体的 34 块肌肉

我们全身约有 400 块肌肉，肩胛骨左右两边的肌肉就多达 34 块。因此我们只要活动肩部，就可以作用于双臂、整个背部等，使这些部位得到充分的锻炼。

这些肌肉支撑着肩胛骨向各方位的活动。如果能够消除肩胛骨肌肉的紧张僵硬，使其能够自由活动的话，那么我们的呼吸和姿势都会得到改善，同时还可提高胸围。

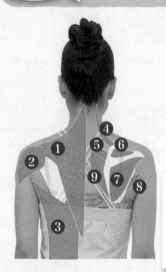

肩胛骨周围主要肌肉

❶斜方肌　　❷三角肌　　❸背阔肌
❹肩胛提肌　❺小菱形肌　❻冈上肌
❼冈下肌　　❽大圆肌　　❾大菱形肌

只要活动肩胛骨周围34块肌肉就好。

注意由换尿布和哺乳引起的驼背！

①肩向前倾，两边肩胛骨距离过大
②驼背
③骨盆向后倾会导致姿势不正，由此进入恶性循环

如何做才能消除肩部和背部酸痛僵硬呢？

活动肩胛骨周围肌肉可增强肌肉力量，有效改善此类烦恼。

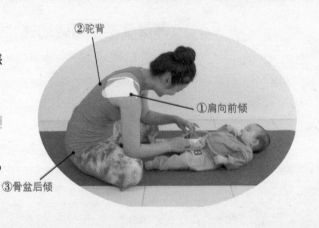

②驼背
①肩向前倾
③骨盆后倾

活动肩胛骨的基础知识

只要方法正确，立刻就会见效！下面介绍活动肩胛骨的小窍门。

使后背两侧肩胛骨靠拢	肩部向下放	扩背	抬高手臂
活动肩胛骨：**两侧肩胛骨向中心靠拢**	活动肩胛骨：**肩胛骨向下放**	活动肩胛骨：**两侧肩胛骨分别向两边打开**	活动肩胛骨：**双手向斜上方打开**

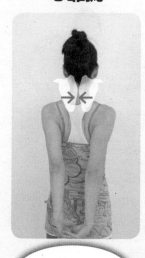 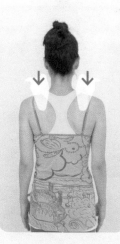 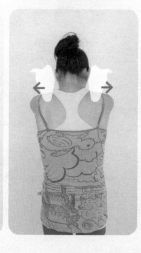 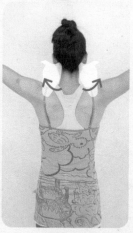

立刻消除"肩部酸痛"

如果从锁骨开始活动的话会日渐好转！

活动双臂时注意不是从肩关节而是从锁骨开始活动，可有效提升代谢功能！

从肩关节开始	从锁骨开始

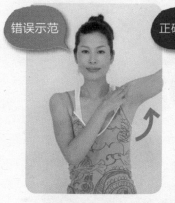 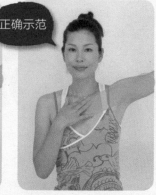 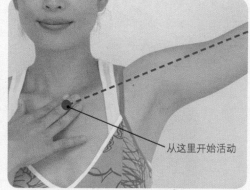

错误示范　正确示范　从这里开始活动

　将右手放在左肩上，试着从肩周开始抬高左手臂。再把右手放在锁骨上，抬高左手臂，你会发现实际上锁骨和手臂是相连的。

　因此，在活动手臂时，要切记从锁骨开始！而不是肩周。

　这样的话就会和肩胛骨一起，使整个背部得到很大程度的锻炼。

　就像自由地展翅翱翔一样，把意识集中在肩胛骨的活动上，会促进整个背部的血液循环，有效改善背部酸痛、产后肩酸及驼背现象。

放松

开胸，使萎缩的胸部柔软嫩滑，缓解颈肩酸痛

放松肩胛骨

以锁骨为中心大幅度地转动胳膊肘，可缓解肩部和胸部周围的酸痛。也可以柔软胸部和背部肌肉，加深呼吸。

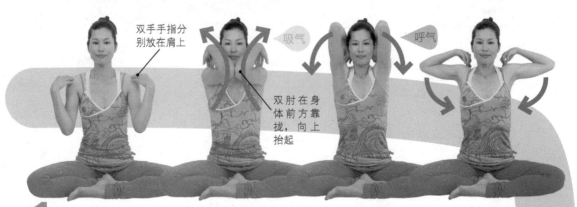

双手手指分别放在肩上

吸气

双肘在身体前方靠拢，向上抬起

呼气

1 从前往后大幅度地转动胳膊肘

安乐坐坐好，双手手指分别放在肩上转动手臂。吸气时双肘在身体前方靠拢，向上抬起，呼气时转动手臂使两侧肩胛骨向内靠拢（15～20次呼吸）。
确认身体是否有左右差的同时，缓慢转动。

2 双手十指相扣，向上伸展手臂

双手十指相扣，手掌向上，使劲向上伸展手臂。感受肩胛骨也一起拉伸的同时，体侧也得到了自然舒适的伸展（3～5次呼吸）。

3 大幅度地转动双手

收紧腹部，伸展体侧，同时转动双手。吸气时向后，呼气时向前转动。逆时针以同样方式进行练习（各5～8次呼吸）。

双肘在身体前方靠拢，向上抬起

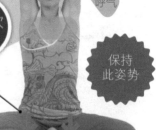

3～5次呼吸

有意识地加重大腿根部的重量

吸气

呼气

保持此姿势

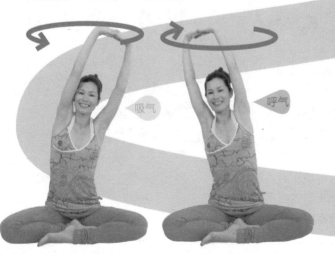

吸气

呼气

4 放下双手放松

待双手回到中心时将双手放下。回味肩部软软的温热的感觉。

肩胛骨 调整

伸展肩部和背部，可增强脊柱的弹性和髋部的灵活性，通过自然地扭转身体，调整身体不正

猫伸展式和摇头摆尾式

边体会身体两侧的偏差边进行练习。调整脊柱不正。有助于消除肩部酸痛僵硬和手臂发酸。如果感觉困难则进行深呼吸练习。

1 跪地双手着地，向侧扭转身体使手臂和肩部着地

跪地，从腰部开始向侧扭转身体，左手从右臂下方穿过，使手臂和侧头部着地。

尽量向内扭转

2 扭转时打开胸部和肩部

将右手放在仙骨上，右肩向后拉。打开胸部和肩部，深呼吸。感受热量从手心传向全身以及体侧和左肩的伸展，进行反复呼吸（左右两边各 5 ～ 8 次呼吸练习）。

骨盆保持与地面平行

保持此姿势

吸气 呼气

视线看向斜上方

3 双手向前移动，伸展上半身

回到起始姿势，呼气时双手向前移动。收紧腹部，臀部和胸部互相牵引拉伸，胸部下压。感觉像猫伸懒腰一样呼吸（5 ～ 8 次呼吸）。

臀部向天花板方向提拉，臀部和胸部互相牵引拉伸

5～8次呼吸

另一侧以同样方式进行练习

伸长脖子，注意不要缩肩

保持此姿势

5～8次呼吸

收紧腹肌

臀部不要过于上拉，保持臀部在膝盖上方的位置

4 婴儿式放松

将臀部向后拉，放在膝盖上放松。

深呼吸

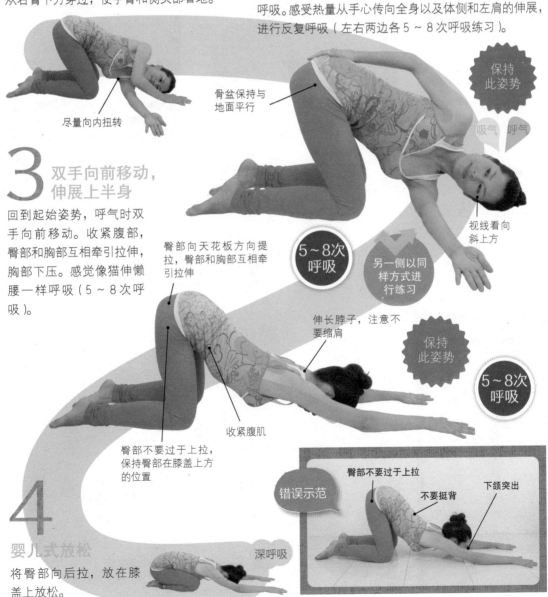

错误示范

臀部不要过于上拉

不要挺背

下颌突出

通过双肘的开合，活动肩部和锁骨周围肌肉，打开身体瘦身开关，让你瘦下来

英雄式 1

此动作的要点是双肘要举在肩部上方，向肩后面拉伸。可强健脊柱和腰肌，拉伸背部，塑造优美身姿。利用前后脚保持身体稳定。

1 右脚向后迈一大步

双脚保持与髋同宽站立。右脚向后迈一大步，脚尖对着斜前方。

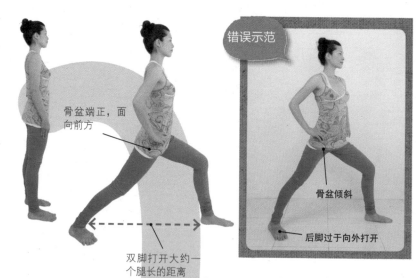

骨盆端正，面向前方

错误示范

骨盆倾斜

后脚过于向外打开

双脚打开大约一个腿长的距离

2 弯曲左膝，双手上举（英雄式）

弯曲左膝，双脚紧紧抓住瑜伽垫呼吸（5～8次呼吸）。如果还有余力的话可以增加难度，吸气时双手上举。注意保持平衡站立（参照15页）。

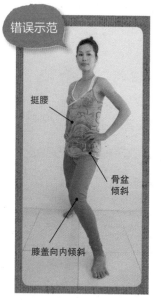

错误示范

挺腰

骨盆倾斜

膝盖向内倾斜

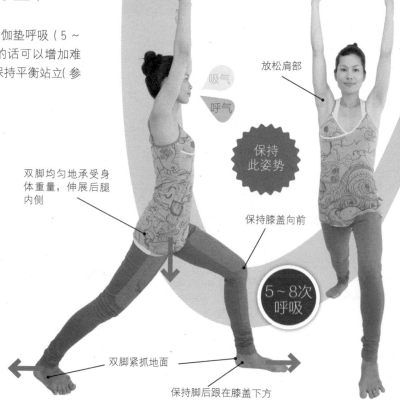

双脚均匀地承受身体重量，伸展后腿内侧

吸气

呼气

放松肩部

保持此姿势

保持膝盖向前

5～8次呼吸

双脚紧抓地面

保持脚后跟在膝盖下方

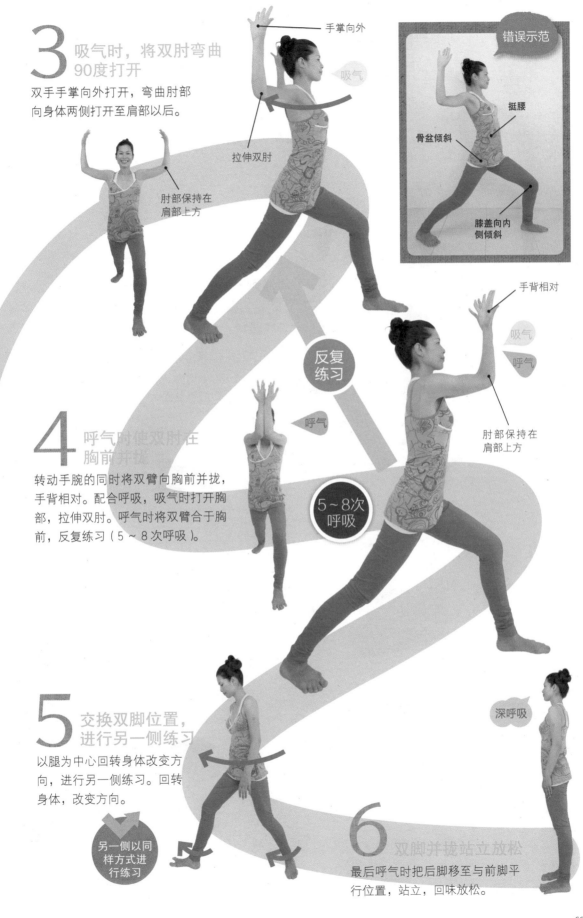

3 吸气时，将双肘弯曲90度打开

双手手掌向外打开，弯曲肘部向身体两侧打开至肩部以后。

手掌向外

吸气

拉伸双肘

肘部保持在肩部上方

错误示范

挺腰

骨盆倾斜

膝盖向内侧倾斜

手背相对

吸气

呼气

肘部保持在肩部上方

反复练习

5~8次呼吸

4 呼气时使双肘在胸前并拢

转动手腕的同时将双臂向胸前并拢，手背相对。配合呼吸，吸气时打开胸部，拉伸双肘。呼气时将双臂合于胸前，反复练习（5~8次呼吸）。

呼气

5 交换双脚位置，进行另一侧练习

以腿为中心回转身体改变方向，进行另一侧练习。回转身体，改变方向。

另一侧以同样方式进行练习

深呼吸

6 双脚并拢站立放松

最后呼气时把后脚移至与前脚平行位置，站立，回味放松。

肩胛骨 放松

改善背部酸痛和驼背，体会肩胛骨的活动

活动肩胛骨式

有意识地左右活动肩胛骨，使背部和胸部得到放松。有效改善因抱娃和哺乳造成的胸部变小，缩肩，缩颈现象，促进血液循环。

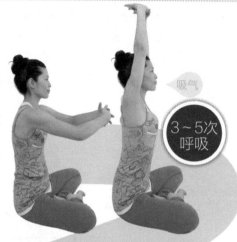

1 十指交叉，双手向上伸展

安乐坐坐好，骨盆端正，腰背挺直。双手交叉在胸前，吸气时向上伸展。呼气时放下双臂放松（5～8次呼吸）。

吸气

3～5次呼吸

2 曲背，拉伸两侧肩胛骨

双手交叉在胸前，抬至与肩同高。呼气时向前伸展，目视肚脐。双手和背部互相牵引拉伸。
吸气时放松，呼气时曲背配合呼吸反复练习（5～8次呼吸）。

像怀里抱球一样，将肩胛骨分别向身体两侧拉伸

吸气

轻收下巴

5～8次呼吸

反复练习

3 打开胸部，上半身前屈

双手交叉在后背，打开胸部使两侧肩胛骨向内靠拢。呼气时上半身前屈（5～8次呼吸）。最后吸气时回正上身，松双手。交换两脚的前后位置，再进行练习。

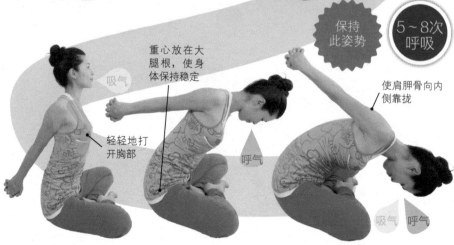

重心放在大腿根，使身体保持稳定

吸气

轻轻地打开胸部

呼气

保持此姿势

5～8次呼吸

使肩胛骨向内侧靠拢

吸气 呼气

恢复侧腹肌弹性，塑造纤细腰身

鸽子式

总是习惯用一侧肩膀背包也是造成身体不正的原因。伸展体侧可修正腰椎扭曲，改善淋巴循环，提亮肤色。

1 斜坐，将右膝向后拉伸，手握脚背

斜坐，保持左小腿与瑜伽垫边缘平行，右膝向斜后方拉伸，右手握住右脚脚背。

膝盖尽量向后拉伸，更易于握住脚

保持左小腿与瑜伽垫边缘平行

2 左手放在后脑勺上，拉伸胳膊肘，打开胸部

保持上身直立，左手放在后脑勺上，打开胸部和肘部。

吸气

呼气

自然地打开胸部

伸展大腿根

另一侧以同样方式进行练习

保持此姿势

如果还有余力的话可将脚尖放在胳膊肘里，左手伸向天花板。如果坚持不住的话可回复到第2步。

吸气

呼气

5~8次呼吸

打开胸部会使心情舒畅

视线看向胳膊肘

吸气

呼气

挑战姿势

双手交叉

两手交叉在后脑勺，双肘使劲向后拉伸，使两侧肩胛骨向内靠拢，更大地打开胸部。

3 安乐坐放松

放开脚，回到安乐坐，体会刚才的动作。

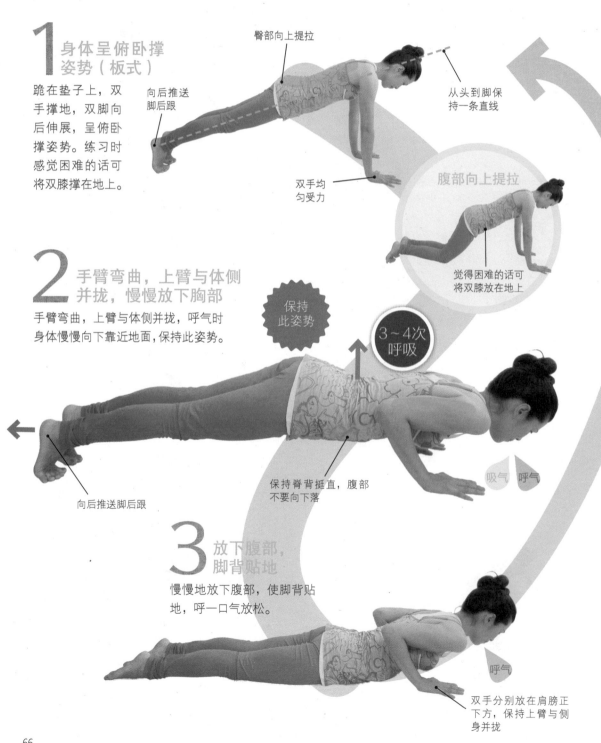

板式瑜伽可很好地伸展腰背部和手臂，帮助恢复脊柱的柔韧性，紧实腰背和手臂

肩胛骨

第二套
收紧

板式和眼镜蛇式

感觉手腕疼痛的话可将双肘撑地进行练习。如果手臂颤抖的话就说明刺激达到了锻炼的效果。再通过眼镜蛇式练习增加胸围。

1 身体呈俯卧撑姿势（板式）

跪在垫子上，双手撑地，双脚向后伸展，呈俯卧撑姿势。练习时感觉困难的话可将双膝撑在地上。

臀部向上提拉

向后推送脚后跟

从头到脚保持一条直线

双手均匀受力

腹部向上提拉

觉得困难的话可将双膝放在地上

2 手臂弯曲，上臂与体侧并拢，慢慢放下胸部

手臂弯曲，上臂与体侧并拢，呼气时身体慢慢向下靠近地面，保持此姿势。

保持此姿势

3～4次呼吸

向后推送脚后跟

保持脊背挺直，腹部不要向下落

吸气　呼气

3 放下腹部，脚背贴地

慢慢地放下腹部，使脚背贴地，呼一口气放松。

呼气

双手分别放在肩膀正下方，保持上臂与侧身并拢

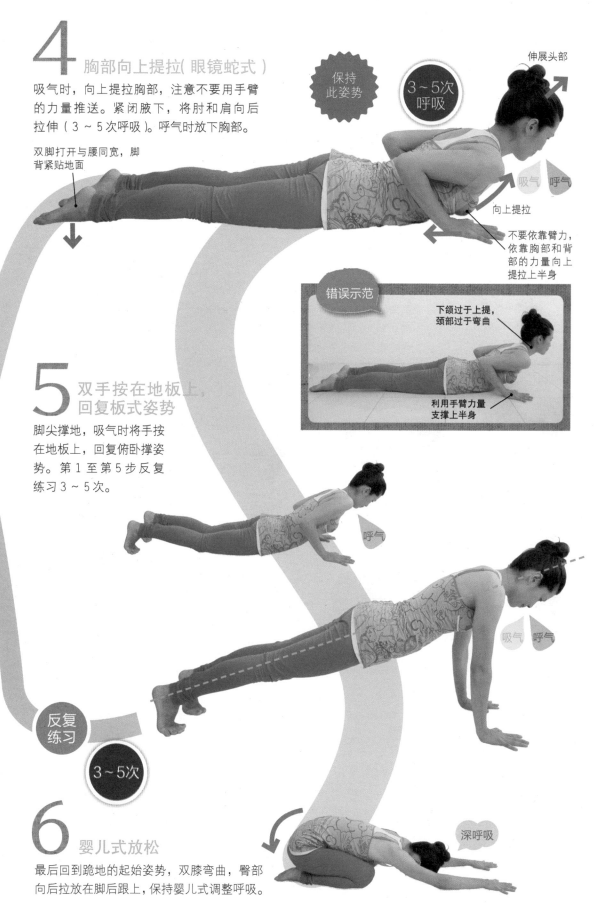

4 胸部向上提拉（眼镜蛇式）

吸气时，向上提拉胸部，注意不要用手臂的力量推送。紧闭腋下，将肘和肩向后拉伸（3～5次呼吸）。呼气时放下胸部。

双脚打开与腰同宽，脚背紧贴地面

保持此姿势

3～5次呼吸

伸展头部

吸气　呼气

向上提拉

不要依靠臂力，依靠胸部和背部的力量向上提拉上半身

错误示范

下颌过于上提，颈部过于弯曲

利用手臂力量支撑上半身

5 双手按在地板上，回复板式姿势

脚尖撑地，吸气时将手按在地板上，回复俯卧撑姿势。第1至第5步反复练习3～5次。

呼气

吸气　呼气

反复练习

3～5次

6 婴儿式放松

最后回到跪地的起始姿势，双膝弯曲，臀部向后拉放在脚后跟上，保持婴儿式调整呼吸。

深呼吸

肩胛骨

放松

提高肩胛骨的柔韧性，使肩胛骨回复正常位置

伸展胸部手臂转动式

使体侧、手臂、腋下紧贴墙壁，注意不要离开墙壁。边摸索要领边进行转动手臂练习。

1 身体左侧紧贴墙壁，伸展手臂

左手上举，呼气时使手掌、腋下、体侧紧贴墙壁。

2 配合呼吸，使胸部、肩及伸出的手臂向后转动

吸气时使手掌以手掌宽度距离一步一步向后移动。呼气时使腋下靠近墙壁，配合呼吸保持此姿势（2～3次呼吸）。

再一次吸气，反复进行此项练习

吸气

呼气

2～3次呼吸

3 反复练习直至手移动到身体正后方，放下手臂

反复练习直至手移动到身体正后方，放松手臂，径直将手放在体侧。

手臂转到身体正后方之后，径直放下手臂

确认活动过的肩部是否更容易活动

4 转动双肩，感受肩部的变化

转动肩部，感受左肩是否变轻松。

另一侧以同样方式进行练习

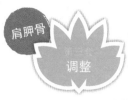
双手支撑墙壁练习，可消除双臂、腋下及脊背堵塞，提高脊柱柔韧性

半犬式

借助墙壁，进行半犬式动作练习。注意双手上举时不要带动肩部上提，肩胛骨向下拉伸。

1 双手扶墙，双腿向后移动

稍微远离墙壁站立，双手扶墙。双手打开幅度稍比肩宽（幅度小的话会缩肩），收紧下颌。呼气时使腋下靠近墙壁，伸展腋下，吸气时放松（3～5次呼吸）。

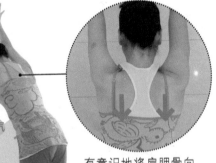

吸气　呼气

3～5次
呼吸

保持此姿势

有意识地将肩胛骨向下拉，伸展腋下

颈部和肩部保持自然放松

2 臀部向后拉伸，上身下压

大腿根向后拉，稍向后移动双脚，上身下压，保持此姿势（5次呼吸）。

吸气　呼气

使腋下尽量向下靠近

保持此姿势

5次呼吸

双手和臀部互相牵引拉伸

稍微屈膝，大腿根向后拉，臀部稍微突出的话脊柱能够得到更好的伸展。如果还有能力的话可以轻轻地左右摇晃臀部。

3

慢慢向前移动双脚，回到起始位置

吸气时慢慢向前移动双脚，回到起始位置。

吸气

第1步至第3步练习3次

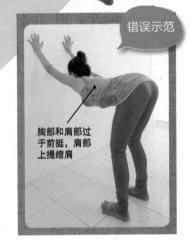

错误示范

胸部和肩部过于前挺，肩部上提缩肩

消除疲劳、改善肩部酸痛，同时能够锻炼双臂、肩部、腰背肌肉

下犬式

可锻炼肩背部的韧带，增强腹肌力量。不要仅用双臂支撑上身的力量，将重心后移至双腿承重。感受上半身伸展的同时使全身得到锻炼。

1 身体呈跪地爬行姿势，臀部下放

身体呈跪地爬行姿势，脚尖着地。臀部放在脚后跟上，双手尽量向前伸展。

手掌打开

脚尖着地

2 臀部上抬，原地踏步

双手撑地，臀部上抬。腰背挺直，大腿根后拉。原地踏步的同时，交互伸展跟腱。

双脚保持与髋同宽

双手保持与腰同宽

双手手掌打开，紧撑地面

错误示范

挺腰

肩向上提缩肩

头过于上仰

过于挺胸

70

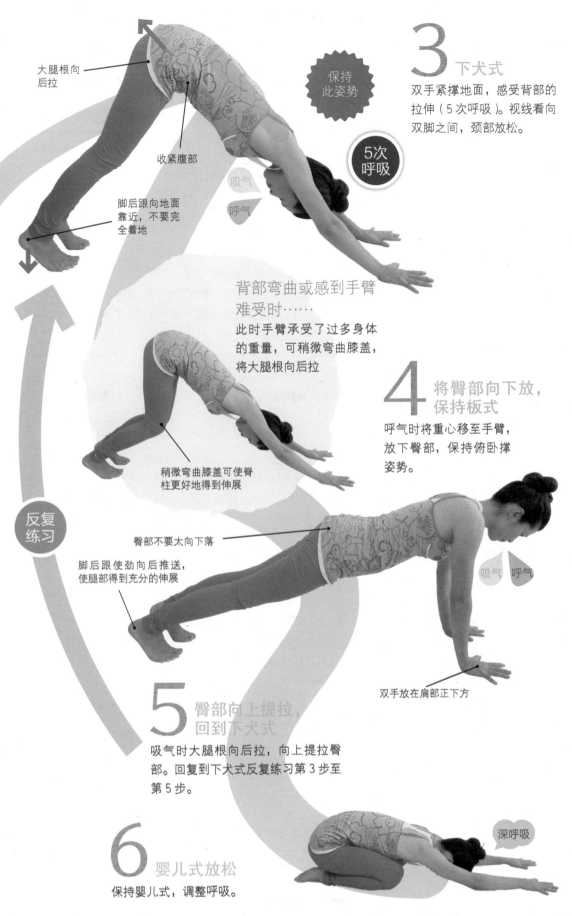

大腿根向
后拉

收紧腹部

脚后跟向地面
靠近，不要完
全着地

保持
此姿势

5次
呼吸

吸气

呼气

3 下犬式

双手紧撑地面，感受背部的
拉伸（5次呼吸）。视线看向
双脚之间，颈部放松。

背部弯曲或感到手臂
难受时……

此时手臂承受了过多身体
的重量，可稍微弯曲膝盖，
将大腿根向后拉

稍微弯曲膝盖可使脊
柱更好地得到伸展

4 将臀部向下放，保持板式

呼气时将重心移至手臂，
放下臀部，保持俯卧撑
姿势。

臀部不要太向下落

脚后跟使劲向后推送，
使腿部得到充分的伸展

反复
练习

吸气 呼气

双手放在肩部正下方

5 臀部向上提拉，回到下犬式

吸气时大腿根向后拉，向上提拉臀
部。回复到下犬式反复练习第3步至
第5步。

6 婴儿式放松

保持婴儿式，调整呼吸。

深呼吸

想要孩子爱笑，
妈妈要常保持笑脸

妈妈爱笑，孩子也会爱笑

孩子拥有最美笑脸的时候，当然还是看见妈妈笑容的时候！想要逗孩子开心，无论做什么，未必都会达到你想要的效果。但是如果妈妈保持轻松愉快的心情，经常笑的话，孩子自然会感受到妈妈积极的生活态度和满满的正能量，也会变得爱笑。

首先要改变自己

有了孩子之后，妈妈总是不自觉地将自己放在最不重要的位置。

为了世界上最重要的自己我们能做的是……自我关怀、给自己留一些自由时间，比如悠闲地散散步、喝喝咖啡等，给自己预留一些可以自由支配的时间，让自己放松，恢复精力。

做令自己愉快的事情，喜欢的事情

不要总是想着"必须要做什么""应该做什么"，做能令自己愉快的事情就好！也不要总是想着"我要做个好妈妈""我要好好地养育孩子"，放松自己，找到适合自己的育儿方式。

要知道有的事情只能妈妈做

你是否有过只要不抱着宝宝，他就一直哭的经历？

每天面对宝宝，需要极大的耐心。育儿中有很多的困惑烦恼，"为什么只有我自己要遭这么大的罪？"你或许也有过自己被强加了很多负担的感觉吧？因此，我们要区分"必须是妈妈做的事情"和"可以请家中其他人代劳的事情"。如果是其他人也可以做的事情，不妨请对方帮帮忙。如果心胸豁达点的话，还可以将"为什么什么都是我做？"转化成"这件事情只有我能做，交给我吧！"用积极的心态看待问题这样会更好。

交一些妈妈朋友

和朋友聊聊天，或者仅仅是倾听别人，也可以消除精神压力。

通过和不同月龄的孩子们接触，你会不知不觉地发现那种"到什么时候我才能轻松点"的无止境的烦恼也会随着孩子的成长自然而然地消散了。

注意不要过分拿自己和别的妈妈比较。

请在脑海里描绘一下自己每一天微笑着陪伴宝宝的情形。丢掉焦躁、丢掉匆忙，按照自己的节奏开始你的育儿生活吧。

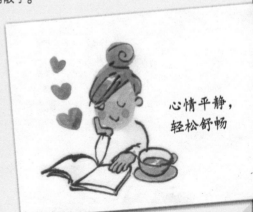

心情平静，
轻松舒畅

针对产后不同烦恼的瑜伽

塑造不易变形、不易松弛的体质

解决产后各种烦恼，调理全身

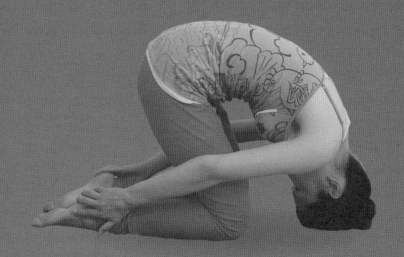

自我调整骨盆变形 1

呈"8"字形活动骨盆

忙忙碌碌的育儿生活折腾得你筋疲力尽。活动骨盆可刺激植物性神经系统，使身体充分放松。同时还可以改善骨盆变形，提高代谢功能。

● 改善骨盆变形
● 改善骨盆底肌·漏尿
● 瘦腹·收紧小腹

1 呈"8"字形横向活动双膝

仰面平躺，双手抱膝向胸部拉伸。呈"8"字形横向活动双膝。

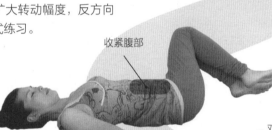

2 放下双手

双手放在斜下方，慢慢控制双膝继续转动有收腹的作用。熟练之后可渐渐扩大转动幅度，反方向以同样方式练习。

收紧腹部

另一侧也以同样方式进行

左右两边各做 5～10次

双手不要紧贴地面

3 呈"8"字形纵向活动双膝

双手抱膝呈"8"字形纵向活动双膝。如果有能力的话可将手放在地面上。反方向以同样方式练习。

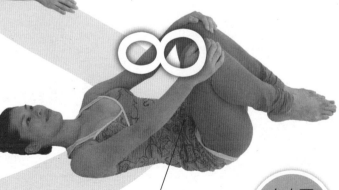

4 放松回味刚才的动作

最后仰面平躺，放松回味刚才的动作。

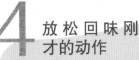

要有意识地收紧腹部，使用腹肌

左右两边各做 5～10次

自我调整骨盆变形 2
调整骨盆不正

俯卧练习，肚子或乳房疼痛的情况下不要勉强，避免练习。在检查身体左右偏差的同时，身体左右两侧同样活动，调整身体变形。

- 改善骨盆变形
- 放松心情
- 预防腰痛

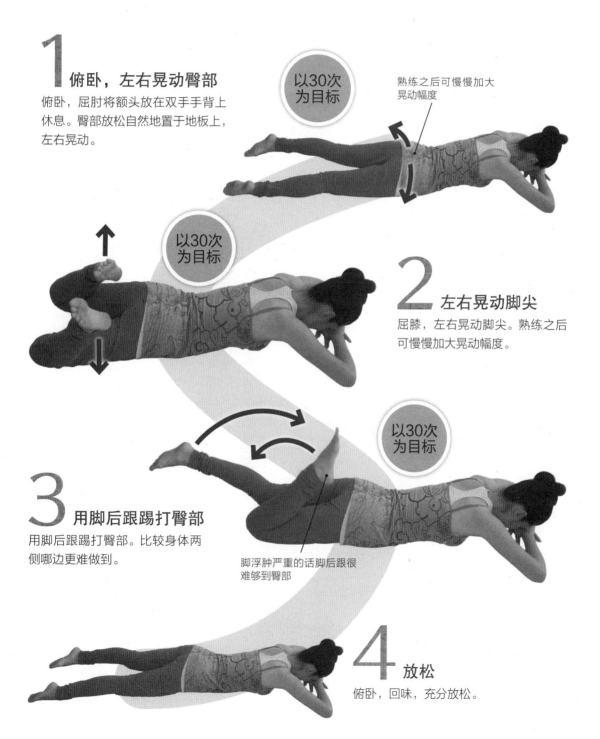

1 俯卧，左右晃动臀部

俯卧，屈肘将额头放在双手手背上休息。臀部放松自然地置于地板上，左右晃动。

以30次为目标

熟练之后可慢慢加大晃动幅度

以30次为目标

2 左右晃动脚尖

屈膝，左右晃动脚尖。熟练之后可慢慢加大晃动幅度。

以30次为目标

3 用脚后跟踢打臀部

用脚后跟踢打臀部。比较身体两侧哪边更难做到。

脚浮肿严重的话脚后跟很难够到臀部

4 放松

俯卧，回味，充分放松。

消除骨盆堵塞，恢复骨盆柔韧性

转动骨盆

有意识地收紧腹肌，以画圆的方式，左右两边同等幅度地转动骨盆。

- 消除寒症
- 加速淋巴血液循环
- 提升机体活力

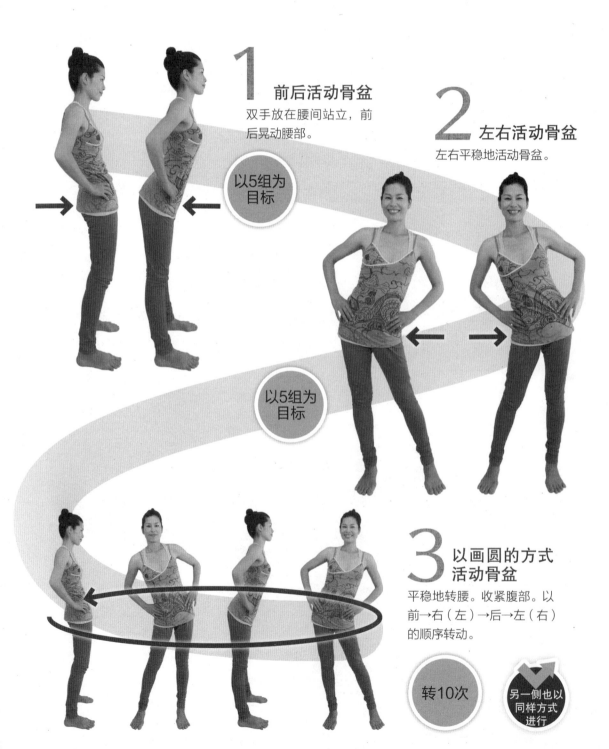

1 前后活动骨盆

双手放在腰间站立，前后晃动腰部。

以5组为目标

2 左右活动骨盆

左右平稳地活动骨盆。

以5组为目标

3 以画圆的方式活动骨盆

平稳地转腰。收紧腹部。以前→右（左）→后→左（右）的顺序转动。

转10次

另一侧也以同样方式进行

消除肩·颈·背部的酸痛

坐立鹰式

产后易患的腱鞘炎是由抱娃肌肉疲劳造成的。手臂拉伸练习可预防肩部酸痛和腱鞘炎。

- 提高代谢功能
- 消除双肩不正
- 预防腱鞘炎

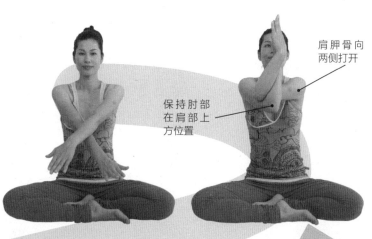

1 双臂交叉

安乐坐坐好，左肘叠放在右肘上，弯曲肘部，两手臂相绕，两掌合拢，深呼一口气。

保持肘部在肩部上方位置

肩胛骨向两侧打开

吸气

肩胛骨向两侧打开

呼气

反复练习

交换双腿和双脚的位置各练习5~10次

2 进一步打开肩胛骨和背部

吸气时肘部上抬。呼气时收紧腹部，蜷曲背部，将两肘向腹部移动。再尽量打开肩胛骨和背部，反复练习（5~10次）。

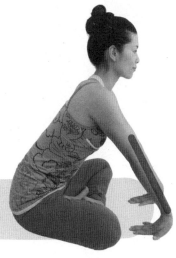

3 伸展手臂内侧

双手之间朝向身体，使手臂内侧得到最大程度的伸展（3~5次呼吸）。如果有能力的话，可将双手慢慢向前移动，可更好地伸展手臂内侧（3~5次呼吸）。

活动肩部，改善姿势
全方位活动肩胛骨

姿势不正和精神紧张容易引起肩部酸痛。如果放任不管的话易使流向头部的血流不畅，导致头痛和视力疲劳。

- 提高代谢功能
- 消除肩部酸痛
- 紧实双臂

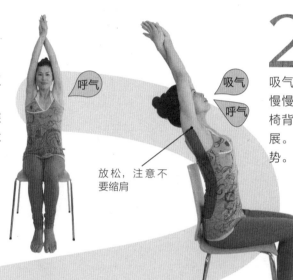

1 坐在椅子上，向上伸展双臂

坐在椅子上，腰背挺直。双手向上伸展，两手臂相绕，两掌合拢。肩部向下放。深呼一口气，收紧腹部，注意不要向前挺腰。

呼气

放松，注意不要缩肩

2 身体慢慢后倾

吸气时向上伸展，身体慢慢向后倾。上身靠在椅背上，自然舒适地伸展。呼气时回复起始姿势。

吸气

呼气

交换双手位置各练习3次

3 以画圆的方式向后转动双肘

双肘抬高至身体两侧，保持与肩同高。双肘保持90度角，从身体两侧位置，以画圆的方式转动。

4 双手手掌朝向身体两侧，打开双肘以画圆方式转动

双手手掌朝外，向两侧打开幅度。两掌如同推送空气一般。向后拉双肘以画圆的方式转动，注意肘部不要向下掉。

5 放松手臂

最后放松手臂和肩部。回味,放松。

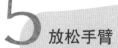

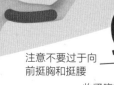

注意不要过于向前挺胸和挺腰

收紧腹部

伸展胸部和体侧

单腿屈膝伸展体侧

可缓解背部和大腿内侧的僵硬。通过扭腰可伸展侧腰，塑造纤细腰肢。

- 调整脊背部
- 消除橘皮组织
- 消除内脏脂肪

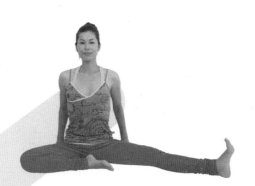

1 坐于地上，左腿向外伸展，右腿屈膝置于大腿内侧

安乐坐坐下，左腿向外伸展，右腿屈膝置于大腿内侧。端正骨盆，使坐骨承受身体重心，注意避免骨盆后倾。

2 左手握左脚心，右手向上伸展

左手握住左脚心。够不到的情况下，可将手放在小腿上。左脚尖向上，右手向上，使体侧得到充分的伸展。右脚脚后跟牢牢置于地板上使其承重。

保持此姿势

注意肩避免前倾

另一侧也以同样方式进行

3 身体侧倾，充分伸展手臂

呼气时身体侧倾，使手臂得到充分的伸展。左手紧拉脚心，最大程度地伸展右手。

3~5次呼吸

吸气
呼气

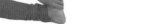

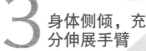

配合呼吸自然舒适地打开胸部和肩部

3~5次呼吸

4 配合呼吸，扭转身体

吸气时直起上半身，左手放在右膝上，右手背转到背后缠在左侧腰上或是抓在左腿根上。吸气时伸直腰背，呼气时扭腰。回复到第1步，另一侧也以同样方式进行练习。

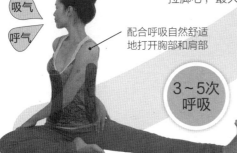

缓解颈部酸痛、眼睛疲劳、失眠

兔子式

通过激活头顶的百会穴，消除头皮和颈肩僵硬，促进血液循环。也有利于恢复产后脱发。如果孩子在身边的话注意避免扭痛颈部。

- 消除肩颈酸痛
- 预防头痛
- 提拉脸部肌肤

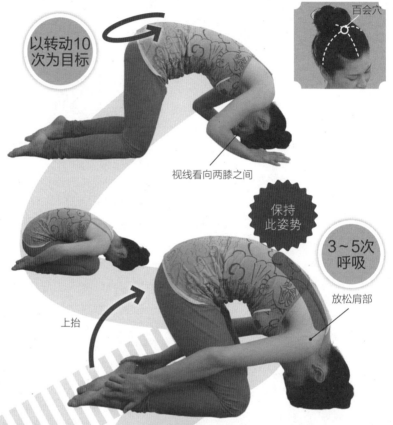

1 转动臀部，刺激百会穴

身体呈爬行姿势，头顶着地，置于双手之间。以画圆的方式转动臀部，按摩百会穴。也以同样方式进行反向转动练习。

以转动10次为目标

百会穴

视线看向两膝之间

2 保持头部百会穴着地

将臀部置于脚后跟上，双手扶住脚后跟。向上慢慢抬起臀部，使头顶部（百会穴）着地。依个人能力进行练习，避免扭痛颈部。

上抬

保持此姿势

3~5次呼吸

放松肩部

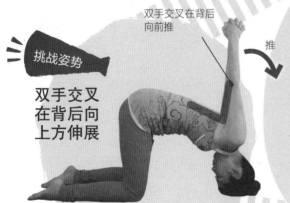

挑战姿势

双手交叉在背后向上方伸展

双手交叉在背后向前推

推

颈部直立，刺激百会穴

3~5次呼吸

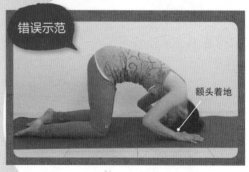

错误示范

额头着地

3 臀部放松

慢慢放下臀部，做婴儿式放松，可盘起双臂将额头枕在上面休息。

放松肩颈，开胸
鱼式

颈椎损伤或头部不适的练习者练习时要注意。感觉难受时要停止练习。如果孩子在身边的话注意避免扭痛颈部。

- 提升机体活力
- 预防头痛
- 使呼吸顺畅

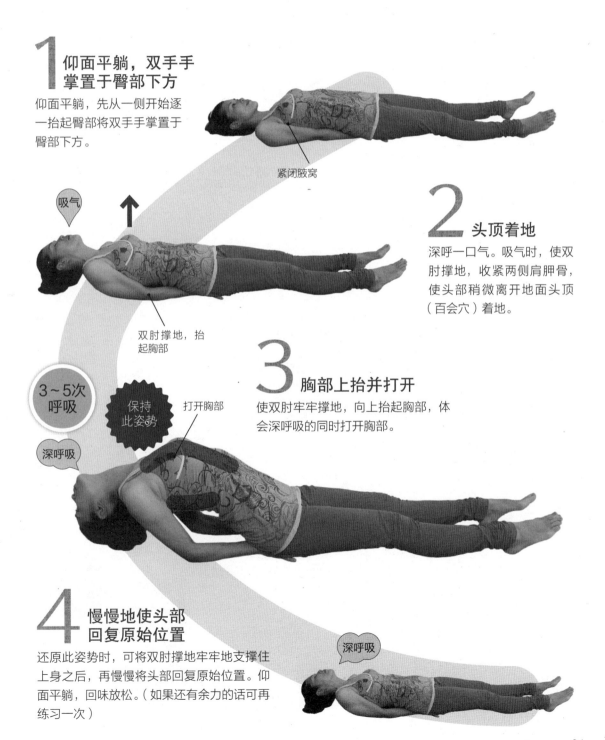

1 仰面平躺，双手手掌置于臀部下方

仰面平躺，先从一侧开始逐一抬起臀部将双手手掌置于臀部下方。

紧闭腋窝

吸气

双肘撑地，抬起胸部

2 头顶着地

深呼一口气。吸气时，使双肘撑地，收紧两侧肩胛骨，使头部稍微离开地面头顶（百会穴）着地。

3~5次呼吸

保持此姿势

打开胸部

深呼吸

3 胸部上抬并打开

使双肘牢牢撑地，向上抬起胸部，体会深呼吸的同时打开胸部。

4 慢慢地使头部回复原始位置

还原此姿势时，可将双肘撑地牢牢地支撑住上身之后，再慢慢将头部回复原始位置。仰面平躺，回味放松。（如果还有余力的话可再练习一次）

深呼吸

缓解腰痛

婴儿式

可通过缓解一些育儿的不良姿势造成的产后腰部肌肉紧张，起到预防腰痛的功效。

- 预防腰痛
- 纠正挺腰
- 消除臀部酸痛

1 仰面平躺，双膝抱至胸前

仰面平躺，双膝抱至胸前，双手分别抱住膝盖上。呼气时将右膝抱至胸前。吸气放松，呼气时再将左膝抱至胸前，两侧交互反复练习。

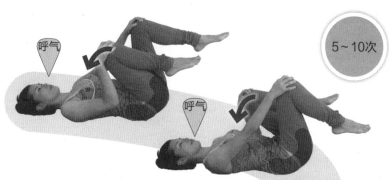

呼气

呼气

5～10次

2 双手慢慢地抱紧双膝

呼气时曲背，再将双膝尽量地抱至胸前，配合呼吸，收紧腹部。

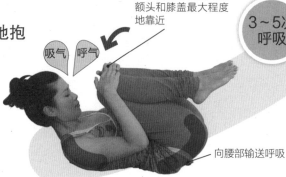

如果有能力的话可使额头和膝盖最大程度地靠近

吸气 呼气

3～5次呼吸

向腰部输送呼吸

3 将脚掌放在地板上，放松

将脚掌放在地板上，将呼吸送至腰部，放松。

穿针式

1 将右脚踝置于左大腿上

曲起双膝，双脚脚心着地，将右脚踝置于左大腿上，右膝向外打开。右手从两腿之间的空隙中穿出，抱住左大腿。抱住膝盖的话会更好地伸展整个臀部。

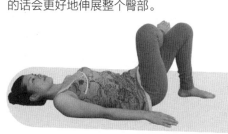

2 再用力将双腿贴近胸部

呼气时，再用力将双腿贴近胸部。

另一侧也以同样方式进行

保持此姿势

吸气 呼气

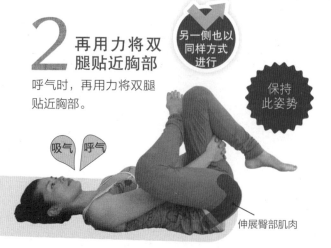

伸展臀部肌肉

调理腹部周围肌肉群
侧倒双膝

扭转体侧，舒畅的呼吸可按摩内脏，消除内脏脂肪。

- 消除背部酸痛
- 预防腰痛
- 塑造腰身

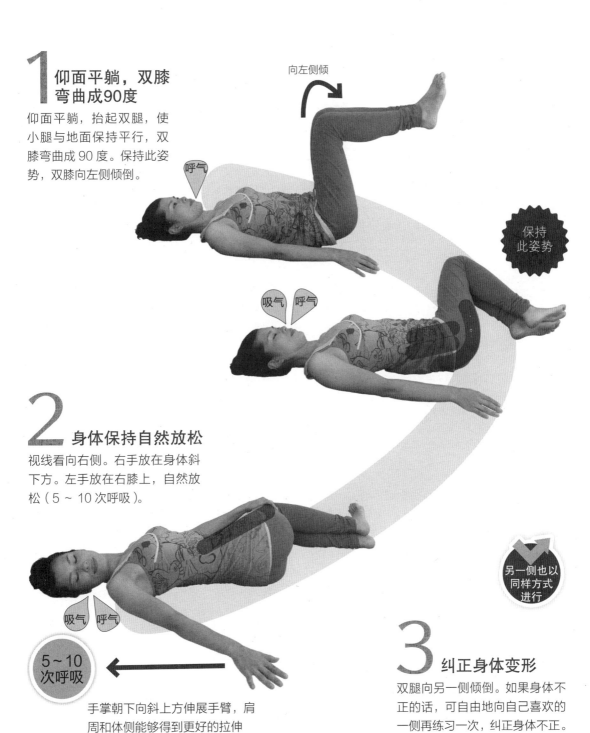

向左侧倾

保持
此姿势

1 仰面平躺，双膝弯曲成90度

仰面平躺，抬起双腿，使小腿与地面保持平行，双膝弯曲成 90 度。保持此姿势，双膝向左侧倾倒。

呼气

吸气 呼气

2 身体保持自然放松

视线看向右侧。右手放在身体斜下方。左手放在右膝上，自然放松（5～10 次呼吸）。

吸气 呼气

5～10
次呼吸

手掌朝下向斜上方伸展手臂，肩周和体侧能够得到更好的拉伸

另一侧也以
同样方式
进行

3 纠正身体变形

双腿向另一侧倾倒。如果身体不正的话，可自由地向自己喜欢的一侧再练习一次，纠正身体不正。

产后生活日程表

	产后1个月	产后2~3个月
身体变化	· 由于疲劳容易引发乳腺炎。妊娠期变大的子宫慢慢开始恢复，大约1个月至1个半月可恢复。 · 恶露慢慢减少，1个月之后彻底排尽。会阴部的疼痛和红肿也会消失。 · 骨盆松弛。 · 由于生产松弛的腹部肌肉和骨盆慢慢开始恢复。 · 产后身体元气损伤和育儿导致睡眠不足易疲劳。这一时期如果强行锻炼的话会推迟身体恢复、引发腰痛，因此要特别注意。 · 睡眠不足、头痛、腰痛、肩膀酸痛、痔疮、伤口疼痛、乳房疼痛、腹部松弛、恶露、腰和关节松垮、漏尿。	· 容易引发乳腺炎和乳头不适。 · 产后6~8周子宫恢复正常，恶露排尽。 · 体力基本恢复，想要恢复身材的妈妈可开始运动。 · 虽然母乳充盈，但每日多次哺乳、换尿布等也易导致睡眠不足、肩膀酸痛、腰痛等。 · 育儿时身体前倾姿势较多，易引发慢性肩部酸痛和背痛。 · 头痛、肩膀酸痛、腰痛、耻骨痛、脱发明显、腹部松弛、关节松动。
心理变化	· 产后有可能会荷尔蒙失调或由于缺乏育儿经验照顾宝宝劳累导致身体不适。初为人母开心兴奋的同时，也会由于经验不足导致精神不稳定。爱哭或者因为一些小事焦虑烦躁，性情多变。 · 容易丧失自信，应付不了现有的生活，容易对丈夫发火。	· 产后荷尔蒙失调易导致情绪不稳定。 · 宝宝慢慢能做出回应，跟父母有交流，你感到幸福的同时，也会因为生活节奏的变化而感到筋疲力尽，也可能要独自承担照顾宝宝的责任。 · 焦躁自责的情况下，不要勉强自己，可向伴侣或者身边的亲人求助。
如何度过	最重要的是好好休息！ · 产后3周之内尽量卧床休息，配合孩子的生活节奏，补充充足的睡眠。孩子睡就睡，孩子醒再醒，充分休息。身体恢复得好，心情也会随之舒畅。 · 哺乳时将脚垫起，防止给脊柱和腹部太大压力。使用靠垫保持舒适的姿势。 · 腹部避免使用束腰带。 · 使眼睛得到休息。看手机等用眼过度的话，交感神经就会紧张，易导致情绪焦躁或头痛等。 · 专心照顾宝宝，不要做家务，家务可交由伴侣、亲人或钟点工打理。 · 和宝宝形影不离虽然很幸福，但也需要自己的时间放松休息。因此请求伴侣的帮助，拥有自主的时间也非常重要。	· 先从简单的家务开始，慢慢恢复以前的生活。慢慢扩大外出的范围，在合适的时间外出散步。 · 产后1个月身体复查之后，经医生许可可泡澡的话，可舒舒服服地泡个澡，消除疲劳。好好地泡泡澡对于预防乳腺炎和肩部酸痛也有功效。 · 这一时期是最累，身心俱疲的一段时期。可穿宽松舒适的服装，在空闲时间尽量躺下休息。抽出时间悠闲地喝喝茶，享受享受芳疗等彻底放松恢复精力。 · 为了宝宝不要忍耐或勉强自己，可寻求身边人的帮助，能拜托别人做的尽量拜托别人做，对帮助自己的人怀有谢意。 · 建议去按摩店按摩或是请伴侣帮忙按摩放松。 · 宝宝昼夜颠倒日渐改善，晚上睡觉白天起床的情况渐多。多跟宝宝说话，如果宝宝对我们说话的话要模仿宝宝的声音回应他。边唱歌边进行婴儿按摩。
推荐运动	产褥体操 · 产后腹部没有很快恢复。腹肌和骨盆底肌松弛，因此可以先从腹式呼吸或收缩骨盆底肌的训练开始练起。可使生产时失去弹性的骨盆底肌得以恢复，预防漏尿和子宫脱落。 · 揉开因哺乳等而僵硬的肩颈，有利于乳汁的分泌。 · 用温热的毛巾敷眼，躺着做一些轻柔的放松动作等，从简单易做的锻炼开始。 · 要消除腿脚浮肿，推荐活动脚趾和弯曲伸展腿部动作。	腹式呼吸·骨盆底肌训练·瑜伽 · 通过活动肩颈的动作缓和肩颈酸痛。长期哺乳和抱娃容易含胸，因此也推荐一些开胸的动作练习。 · 推荐骨盆正位和收紧骨盆的瑜伽练习以及保持正确身姿的动作练习。 · 抱宝宝一起散步。 · 避免做难度大的腹肌运动，要有意识地收紧腹肌。

	产后 4 ~ 7 个月	产后 8 ~ 11 个月	产后 12 ~ 18 个月
身体变化	·6 个月至 1 年恢复生理期（快者 2 个月会恢复）。 ·开始离乳，有的妈妈可能会乳房胀痛。 ·松弛的骨盆韧带经过 3 ~ 6 个月恢复正常。 ·已适应现在的生活节奏，慢慢习惯和享受与宝宝在一起的生活。 ·此时宝宝脖子稳住，可以背宝宝。妈妈可采用对腰部负担小的姿势背宝宝。 ·头痛、肩酸、关节松动。	·很多产妇都有肩酸、腰痛的烦恼。 ·超过一年没恢复生理期的应到妇科就诊。 ·头痛、肩酸、腰痛、关节松动。	·身体基本恢复。 ·检测腹直肌是否失去弹性，如果有此症状要继续坚持锻炼。 ·很多妈妈会断奶（因为回归工作等）。
心理变化	·这一时期会因宝宝的成长和照顾宝宝感到开心幸福。开始习惯和享受与宝宝在一起的生活，同时也会因脱离社会而感到孤独，情绪低落长时间难以恢复。	·此时宝宝生活已形成规律，自己也有了空闲时间，但由于一直以来过分操劳，会疲倦不堪。 ·将自己和周围的妈妈或将自家孩子和别人家的孩子比较也可能会感到焦虑不安。	·内分泌趋于正常。此时很多妈妈会觉得育儿很难按照自己的想法进行。如果感到从伴侣那里得不到满意的帮助的话，可以多沟通。 ·这一时期慢慢有了自由时间，也可以和朋友恢复正常交往，会感到非常开心。
如何度过	·这一时期能明显地感受到宝宝成长变化，注意培养宝宝的生活规律。 ·哺乳也形成了规律，渐渐有了自己的生活空间。随着宝宝慢慢地成长，感受到育儿乐趣的人也在不断增多。慢慢会带宝宝去一些宝宝爱玩的地方。另一方面腾出一些时间让自己得到放松也非常重要。 ·产后很多人会产生不安、焦躁的情绪。因为育儿没有统一标准或完美的方式，所以要做自己喜欢的事情，保持微笑轻松愉快地生活。也可以参加一些当地的社团活动，多交朋友。 ·这一时期宝宝的成长会显现出个体差异，如果自己家宝宝没别人家宝宝生长发育好的话有可能会觉得难受。这时候请保持平常心，不要攀比。	·此时宝宝的行动范围会渐渐扩大，照看宝宝片刻不能分神。给宝宝创造自由活动的空间，注意不要有危险物品。虽然父母们都希望宝宝会爬之后，早点学会走路，但是还是让宝宝多爬为好。 ·多陪宝宝玩耍，多跟宝宝交流。这一时期由于宝宝认生或到处爬，家长可能会忙到连喘息的时间都没有。 ·抽点时间放松一下，或者是到同样带宝宝的妈妈们的聚集地聊聊天，也是一种不错的放松方式。 ·感到疲劳或不适千万不要放任不管，一定要想办法排解。	·重视宝宝的热情。 ·这时候宝宝会扶着东西走路，或走起路来东倒西歪，要寸步不离地跟着，吃的食物也会弄得到处黏糊糊的。此时妈妈会特别容易焦躁，但是对待宝宝却没有恶意。 ·即使提醒但还是会反复犯同样的错误。严厉斥责只会给宝宝留下恐怖的印象，因此要耐心教导。 ·在自由时间里可以做一些自己喜欢的事情，比如喝喝茶、享受芳疗或是听听音乐等。 ·回归职场时由于断奶或环境的变化，妈妈和宝宝都易情绪不稳定。此时要多跟宝宝接触，加强亲子关系。深呼吸，多关心宝宝。
推荐运动	腹式呼吸·骨盆底肌锻炼·瑜伽 ·可慢慢恢复产前进行的一些锻炼。因为即使体重恢复到妊娠前，但是身材也很难恢复。宝宝体重日渐增加，每天仅仅是抱娃身体都可以得到充分的锻炼。抱娃时注意不要挺腰。 ·采取立位姿势（或是使用婴儿背带时），要注意保持正确的站姿。 ·检测腹直肌是否失去弹性。	腹式呼吸·骨盆底肌锻炼·瑜伽 ·建议进行瑜伽、普拉提、平衡球等的训练，锻炼身体。 ·腰部不适或疼痛的人不要勉强，可进行曲腰动作练习放松僵硬的腰部。	腹式呼吸·骨盆底肌锻炼·瑜伽 ·这一时期仍然要特别注意保持身体端正。 ·看着妈妈开心地做着瑜伽，宝宝也可能会一起做。和宝宝一起享受瑜伽，配合呼吸练习会更好。

根据不同烦恼推荐瑜伽姿势一览表

		骨盆									腹部									肩胛骨								
		放松	调整	收紧	放松	调整	收紧	放松	调整	收紧	放松	调整	收紧	放松	调整	收紧	放松	调整	收紧	放松	调整	收紧	放松	调整	收紧	放松	调整	收紧
		猫式和牛式	卧英雄式	新月式	交叉侧倒双腿式	牛面式	幻椅式	开脚前屈式	婴儿式	女神式	半桥式	船式和桌式	除风式	伸展体侧式	贤者式	伸展体侧&三角式	眼镜蛇式	身体后倾式	趴地撑肘直立	放松肩胛骨	猫伸展和摇头摆尾式	英雄式一	左右活动肩胛骨	鸽子式	板式和眼镜蛇式	伸展胸部手臂转动式	半犬式	下犬式
骨盆	消除骨盆变形	●	●	●	●	●	●			●	●	●				●	●				●	●	●	●				
	活动骨盆	●	●	●	●		●		●	●				●							●			●				
	紧实骨盆	●	●	●	●	●	●								●	●						●			●			
	强化骨盆底肌·漏尿	●		●	●	●	●	●					●		●	●				●	●							
	增强骨关节柔韧性	●	●	●				●	●	●					●						●	●	●					
	增加臀围	●			●				●	●	●			●	●								●					
	臀部酸痛		●	●	●	●	●																●			●	●	
	放松鼠蹊部	●	●	●							●	●		●							●							
肩·背部	紧实背部											●				●	●			●	●	●	●	●	●	●	●	●
	增加胸围				●							●				●	●			●	●	●	●		●	●	●	●
	消除肩部不正变形				●	●						●				●	●			●	●	●	●			●		
	缓解背部僵硬酸痛	●	●		●		●														●			●				
	紧实手臂				●	●															●	●			●	●	●	●
腹部	瘦腹部·紧实下腹部	●		●			●	●		●									●		●							
	瘦腰				●							●	●	●							●			●				
针对不同烦恼	紧实双腿·增强腿部肌肉				●			●		●		●								●								●
	调整腿部歪曲		●		●					●				●														
	增强大腿的内侧肌肉		●							●				●	●													
	消除浮肿		●	●			●	●	●	●													●	●				●
	调整身体平衡		●	●		●														●	●		●		●			
	增强肌肉力量	●		●			●		●	●	●	●		●	●	●					●			●	●	●	●	●
	消除便秘体寒		●		●					●	●	●		●		●		●					●					
	提高注意力		●									●		●														
	振奋精神·放松	●												●													●	●
	增强活力·恢复精力		●				●							●		●					●							●
	放松·平静心情	●	●		●			●	●				●				●				●			●		●	●	●
	柔嫩肌肤·消除皮肤暗淡、黑眼圈、瘦脸								●						●	●												
	消除失眠·睡眠不足·身体发酸	●			●			●	●					●						●	●			●				●
	预防腰痛	●				●		●					●														●	
	缓解肩颈酸痛·视力疲劳	●				●								●				●		●	●	●	●	●	●	●	●	●

根据不同目的推荐瑜伽姿势

塑造纤细腰身

呼吸法
体侧伸展式
卧英雄式
放松肩胛骨
猫伸展式和摇头摆尾式
新月式
女神式
英雄式 1
伸展体侧＆三角式
船式和桌式
贤者式
眼镜蛇式
除风式
交叉侧倒双腿式
挺尸式

放松平静心情

呼吸法
放松肩胛骨
活动肩胛骨式
猫式和牛式
猫伸展式和摇头摆尾式
开脚前屈式
新月式
伸展胸部手臂转动式
半犬式
卧英雄式
交叉侧倒双腿式
婴儿式
挺尸式

想积极地锻炼身体

呼吸法
牛面式
猫式和牛式
新月式
下犬式
幻椅式
女神式
英雄式 1
身体后倾式
船式和桌式
板式和眼镜蛇式
除风式
伸展体侧式
半桥式
挺尸式

消除肩部酸痛

呼吸法
牛面式
放松肩胛骨
活动肩胛骨式
鸽子式
牛面式
船式和桌式
贤者式
英雄式 1
伸展体侧＆三角式
眼镜蛇式
板式和眼镜蛇式
半桥式
伸展体侧式
挺尸式

让你立刻就能变幸福
～接受现实，珍惜现在所拥有的～

育儿之后，会感觉自己的情绪变化非常大。

第一次将宝宝抱在怀里、宝宝第一次笑、第一次翻身、第一次一夜睡到天亮，都给我们带来了无尽的喜悦，将所有烦恼疲惫抛诸脑后。

既有觉得宝宝可爱、幸福，想要一生守护他的幸福瞬间，也会有抱着半夜大哭不止的宝宝不知所措跟着宝宝一起哭的无奈。

如果一味地关注宝宝哭的话，你的想法就会是消极的。宝宝确实有哭的时候，但是你会发现实际上宝宝更多时候是乖巧的、爱笑的。

如果将育儿中的幸福指数做成图表的话，可能有很多人会是下图这样的感觉。如下左图所示。

但是总觉得这样不太合适，如果把一个一个的经历及情绪波动也体现在图表中的话就是下面右图的状态。看了右图之后有很多妈妈会产生共鸣"我就是这样的！这样也行啊！看来我并不是不称职的妈妈"，由此会减轻心理负担。

育儿过程中情绪的连续波动

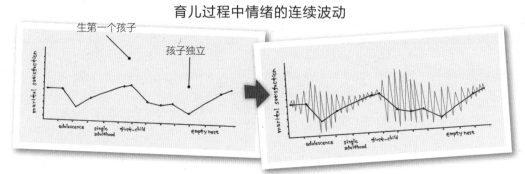

※ 图表摘自 TED 动画 "Rufus Griscom 和 Alisa Volkman：话说育儿禁忌"

确实有了宝宝幸福指数会上升，产后由于睡眠不足辛苦劳累时幸福指数又会下降。但是育儿的每一天并不总是讨厌的事情。正如上面右图所示，我们就是这样在开心、难过这样的情绪交替中生活的。

那么，我们应该聚焦在哪里才会觉得更加的幸福呢？是好事情？坏事情？现在所拥有的，还是不足之处呢？

重要的是我们不要把焦点放在"没有那个""这个我不会"等消极的情绪里，应该关注我们现在所拥有的，发现自己的生活里原来还有那么多的开心与美好！

没有必要掉进育儿杂志中那些光鲜幸福的育儿理念与现实差距的鸿沟里。

只要珍惜现在，懂得知足，无论是谁都会立刻变得很幸福。

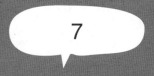

7

学会关爱自己，
快乐地度过每一天

本章将要介绍不分时间不分地点简单易操作的自我按摩

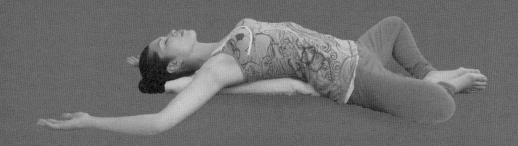

放弃不安和焦躁，振作精神

意念集中式呼吸法

利用意念集中式呼吸法摒弃杂念，呼气时将不良情绪、心中的隔阂、不安、焦躁等统统排出体外，吸气时吸收新能量，振作精神。
配合呼吸，品味此刻的自己。

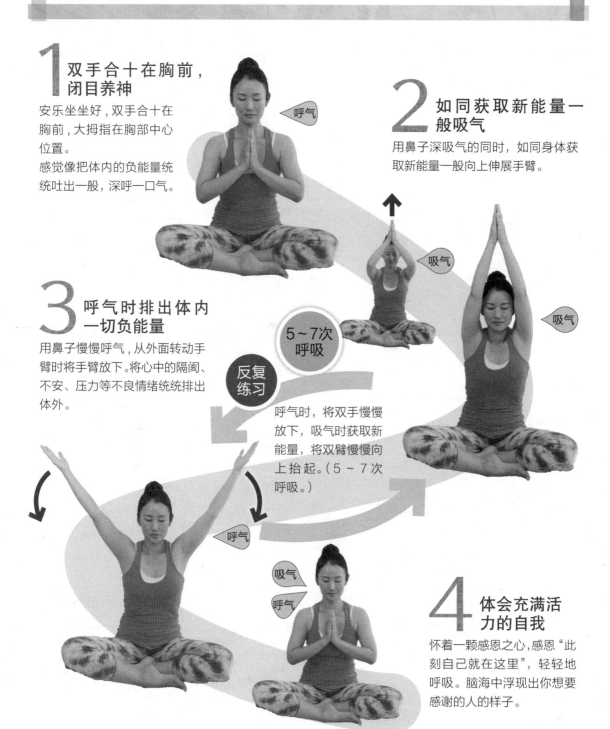

1 双手合十在胸前，闭目养神

安乐坐坐好，双手合十在胸前，大拇指在胸部中心位置。
感觉像把体内的负能量统统吐出一般，深呼一口气。

呼气

2 如同获取新能量一般吸气

用鼻子深吸气的同时，如同身体获取新能量一般向上伸展手臂。

吸气

吸气

3 呼气时排出体内一切负能量

用鼻子慢慢呼气，从外面转动手臂时将手臂放下。将心中的隔阂、不安、压力等不良情绪统统排出体外。

5~7次呼吸

反复练习

呼气时，将双手慢慢放下，吸气时获取新能量，将双臂慢慢向上抬起。（5~7次呼吸。）

呼气

吸气
呼气

4 体会充满活力的自我

怀着一颗感恩之心，感恩"此刻自己就在这里"，轻轻地呼吸。脑海中浮现出你想要感谢的人的样子。

平心静气使心态平和

蜂鸣式呼吸

气息缓慢柔长地通过鼻腔，发出近似"嗡嗡"的蜜蜂飞翔时翅膀振动的声音，感受音频的振动进行呼吸。使呼吸到达身体各个部位，感受声音的开始和消失，使振动融为一体，以此来舒缓神经系统，使心情恢复平静。

1 仰面平躺，发出"嗡嗡"声

仰面平躺，闭目放松全身。深呼一口气，然后用鼻子吸气，再发出"嗡嗡"声，慢慢地从鼻子将气排出。用整个身体感受回声，尝试找到舒适的高频的声音振动。

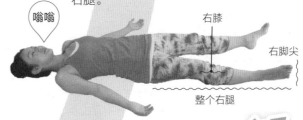

嗡嗡

放松上下臼齿，咬合部分稍留出空间

振动

2 使全身各器官都能感受到"嗡嗡"声

熟练之后，将呼吸送至全身，通过振动放松紧张情绪。让右脚尖感受到"嗡嗡"的振动……接下来传到右膝，再到整个右腿。

嗡嗡

右膝

右脚尖

整个右腿

3 一点一点地慢慢地传至全身

将"嗡嗡"的呼吸送至左脚尖、左膝、整个左腿。慢慢地感受这种振动,再将其传至右手指、右手肘、整个右臂。接下来是左手指、左手肘、整个左臂、子宫、骨盆底肌、腹部、胸部、喉咙、头盖骨。

另一侧也以同样方式进行

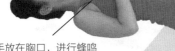

嗡嗡

双手放在胸口，进行蜂鸣式呼吸

4 在身体各部位的振动中，感受身心的调和

结束之后，仍保持闭目感受身心调和，回味。建议抱着孩子和孩子一起感受身体的振动放松。

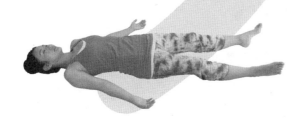

精神紧张导致呼吸不畅时
仰面平躺合跖式

长期哺乳和抱娃容易造成胸腔关闭、呼吸变浅、心情沉重。打开胸部可使呼吸顺畅，心情明朗。

1 在后背垫一个毛巾垫

做一个毛巾垫，毛巾垫的高度以轻触仙骨为宜（视身高而定，也可保持离仙骨 20 厘米的距离或感觉舒适的距离），仰面平躺。垫毛巾垫的话更易打开胸部，背部也会感觉很舒适。

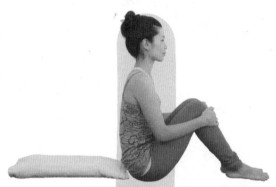

也可不垫枕垫直接躺在瑜伽垫上

将两三块大浴巾合在一起，从一端开始卷。厚度可根据个人喜好通过增减浴巾调整。长度以从头到腰 60 厘米为宜。

2 双膝向外侧打开，打开胸部

双脚掌合拢靠近大腿根，双膝向外打开。打开双肩如同要掉在地板上一般，轻柔地打开胸部，继续呼吸。双手放在腹部，用手心的温度温暖子宫。

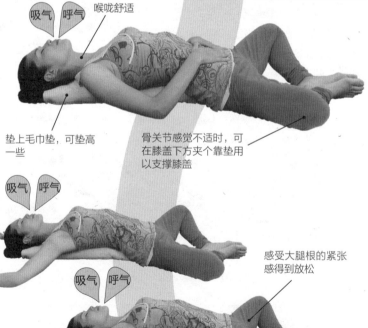

吸气 呼气

喉咙舒适

垫上毛巾垫，可垫高一些

骨关节感觉不适时，可在膝盖下方夹个靠垫用以支撑膝盖

3 打开肩部和胸部放松

双手向上伸展或是分别握住双肘，或者将手放在肩和胸打开的位置放松，继续呼吸（5～10 次呼吸）。

吸气 呼气

伸展手臂

感受大腿根的紧张感得到放松

吸气 呼气

双手握住双肘

自我按摩
放松双脚

在很早以前产妇就会向专业按摩师学习进行自我按摩

骨盆变形的原因在于膝盖以下肢体的僵硬。通过按摩可唤醒妊娠期间运动不足导致的脚趾和脚掌缺失的意识。对消除体寒和身体浮肿也有功效。可使用按摩油，洗完澡后进行。

1 放松脚趾

左手手指交叉在右脚趾，右手握住脚踝。用左手转动脚趾使其放松。也进行反方向转动（5～10次）。

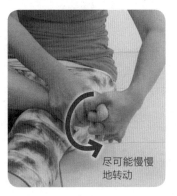

尽可能慢慢地转动

2 转动脚踝

右手握住脚踝，左手转动脚踝。慢慢加大幅度平稳地转动。也进行反方向转动（5～10次）。

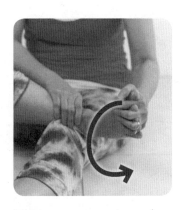

3 放松小腿内侧

沿着骨头从下往上用大拇指按压抚摸小腿内侧。

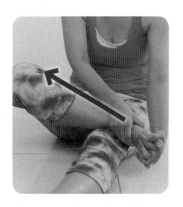

4 放松脚踝至膝盖以下部位

用脚掌转动小腿肚，从脚踝到膝盖方向慢慢向上进行。

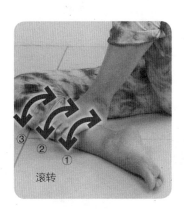

③ ② ①
滚转

5 手指和脚趾交叉转动

手指和脚趾轻轻交叉，用脚趾间转动手指。

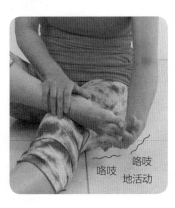

咯吱
咯吱地活动

6 抚摸膝盖到脚趾部位

手指并拢，按照小腿、脚踝、脚背的顺序抚摸。最后用手包住脚趾，使脚趾弯曲，轻轻地按压再放开（3～4次）。左腿也以同样方式进行练习。

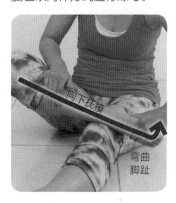

向下抚摸

弯曲脚趾

自我按摩
放松僵硬的头和头皮

头部放松血液循环顺畅，可明目、使头脑清醒。泡脚时加入几滴按摩油心情会更好。

1 放松头皮

手掌放在头顶上，以画圆的方式按摩，使头皮放松。

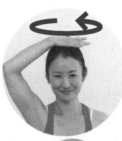

2 放松额头

①大拇指放在太阳穴，其余四指放在额头的发际线旁；②四指向太阳穴方向按摩；③用四指按压，放松额头，也可消除眼睛疲劳（5～10次）。

3 从太阳穴向颈窝按摩

①大拇指放在头后面凹陷的部位，其余四指放在太阳穴处；②四指从太阳穴向耳后根通过；③向颈窝按摩；④最后用四指按摩颈窝（5～10次）。

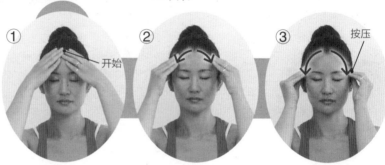

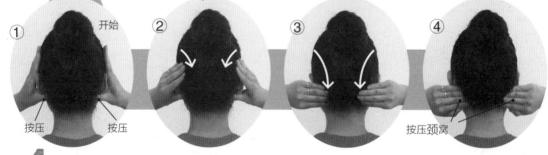

4 从颈窝向额头按摩

用五根手指尖从颈窝向上按摩头皮。经过头顶，向额头方向按摩。从脖子到头顶再到额头往返练习两次。

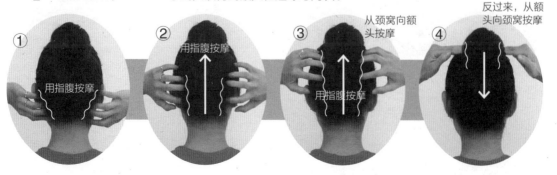

5 轻轻敲打整个头部

用五指指腹沿着颈窝、头顶、额头来回轻轻敲打两次。

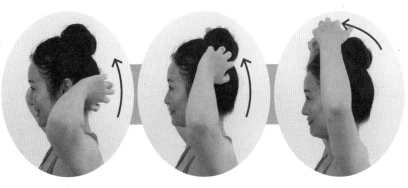

6 用手掌侧面轻轻敲打

用手掌侧面沿着脖子、颈窝、额头来回轻轻敲打两次。

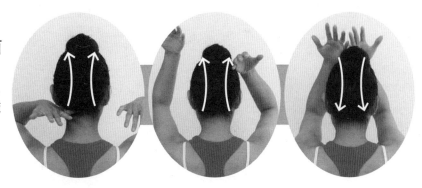

7 重复第 4 步

重复第 4 步的动作。

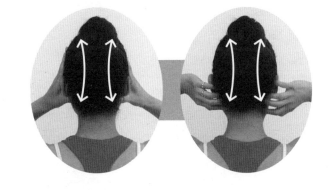

8 按压脖子后面的凹陷处

将四指放在脖子后面的凹陷处，用力按压。

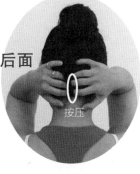

按压

9 将头发扎起来拉拽

将头发扎在头顶上，向斜上方轻轻拉拽（1次）。

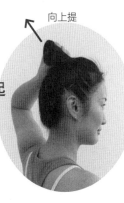

向上提

自我按摩
按摩手臂至手指

通过揉搓手臂可使由于长期抱娃紧张的手臂和肩膀得到放松。保持手心温热进行按摩。

1 用左手揉搓右手

用左手包住右手，从手背到肩部来回揉搓（3～5次）。

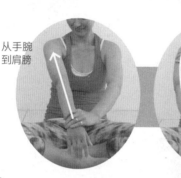

从手腕到肩膀

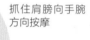

抓住肩膀向手腕方向按摩

2 稍微用力揉搓

抓住肩膀，稍加用力向手背方向抚摩（3～5次）。

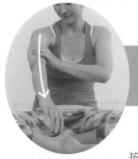

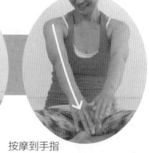

按摩到手指

3 从手背开始按摩

从手背开始向上扭转按摩，手包住肩膀之后再向手背方向按摩（3～5次）。

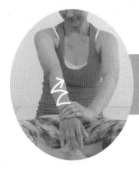

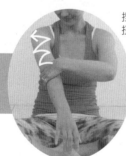

捏住肩膀，扭转按摩

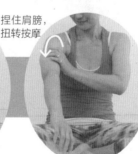

向手指方向按摩

4 按摩手指

从大拇指向小指方向，再从小指向大拇指方向按摩，来回2～3次。

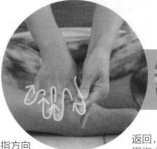

向小指方向

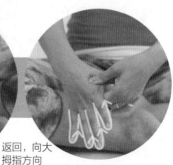

返回，向大拇指方向

自我按摩
按摩腹部（各5～10次）

经常便秘的话可用用手心按摩腹部，使手心的温度传到腹部。手心放上去感觉冰凉的话就说明腹部发凉。注意平时不要使腹部着凉。

1 顺时针按摩

用手心以画圆的方式顺时针揉搓，使手心的温度传到腹部。

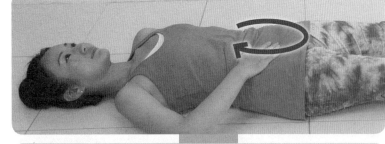

2 从侧腹向腹部中央揉搓

从侧腹经过腹部中央向腹股沟（大腿根部）揉搓。

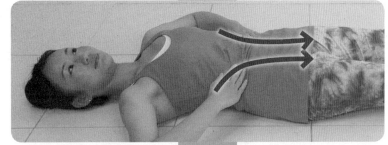

3 用双手向左右两边推挤

用双手向左右两边推挤按摩，双手交互进行。

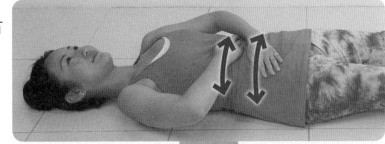

4 以画圆的方式揉搓

用双手以画圆的方式揉搓。

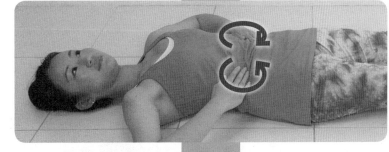

5 双手呈心形，回味放松

双手呈心形放在下腹部，回味放松。

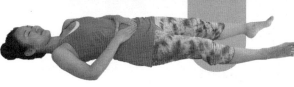

身姿挺拔优美
收紧骨盆的行走姿势

如果行走姿势不正确的话，平常的姿势也会不好。产后大腿内侧的力量减弱，容易形成 O 形腿，所以要有意识地用后脚脚尖出脚，保持在直线行走。

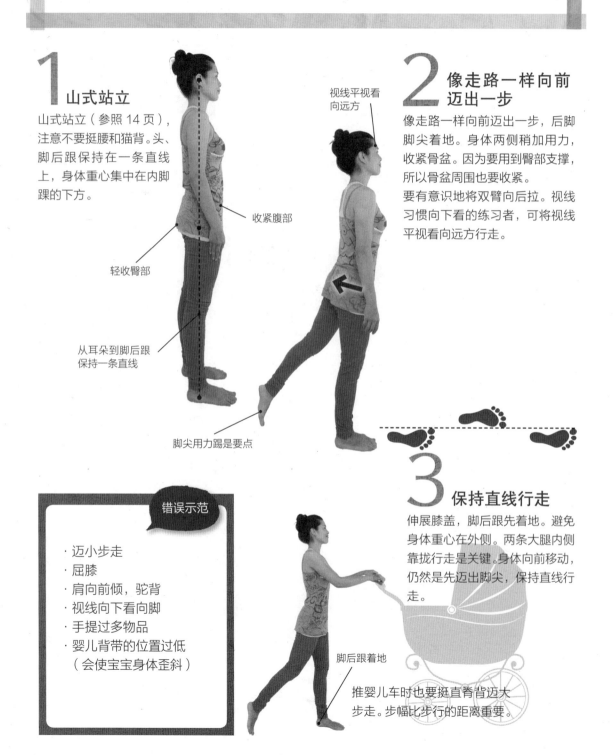

1 山式站立

山式站立（参照 14 页），注意不要挺腰和猫背。头、脚后跟保持在一条直线上，身体重心集中在内脚踝的下方。

收紧腹部

轻收臀部

从耳朵到脚后跟保持一条直线

脚尖用力踢是要点

2 像走路一样向前迈出一步

视线平视看向远方

像走路一样向前迈出一步，后脚脚尖着地。身体两侧稍加用力，收紧骨盆。因为要用到臀部支撑，所以骨盆周围也要收紧。
要有意识地将双臂向后拉。视线习惯向下看的练习者，可将视线平视看向远方行走。

错误示范

· 迈小步走
· 屈膝
· 肩向前倾，驼背
· 视线向下看向脚
· 手提过多物品
· 婴儿背带的位置过低
　（会使宝宝身体歪斜）

3 保持直线行走

伸展膝盖，脚后跟先着地。避免身体重心在外侧。两条大腿内侧靠拢行走是关键。身体向前移动，仍然是先迈出脚尖，保持直线行走。

脚后跟着地

推婴儿车时也要挺直脊背迈大步走。步幅比步行的距离重要。

优美姿势抱娃
收紧腹肌的抱娃方式

妈妈们每天要不断地抱娃。用正确姿势抱娃，可减轻手腕（预防腱鞘炎）和腰（预防腰痛）的负担，通过使用腹肌，也可紧实腹部。

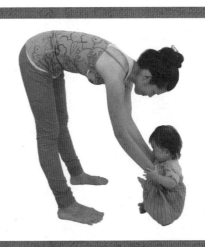

错误示范

· 身体前屈、猫背
· 膝盖绷直上身前屈（防止闪腰）
· 孩子抱起后离自己很远
· 掌握正确的抱起重物或手拿重物的方法，避免增加腰部负担非常重要

1 蹲在孩子旁边

在孩子旁边蹲下，收紧腹肌。腰有意识地挺直脊背，使用腹肌，紧紧抱住孩子的侧腹。

2 将孩子抱到怀里

腹肌用力迅速挺直脊背将孩子抱在怀里，感觉和孩子融为一体。稳定姿势。（可减轻腰部负担）

3 直起上半身站立起来

直起上半身站立起来，保持骨盆端正，脊背挺直和骨盆在一条直线上。

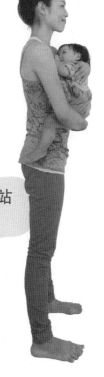

99

妈妈和宝宝的芳疗

来自于植物的馈赠——芳香作为天然的调理佳品用于日常生活，有助于调理和放松身心，有利于身心健康，请尝试着正确使用。

刚出生的宝宝拥有非常灵敏的嗅觉。如同他们通过嗅妈妈身上的气味来辨认自己的妈妈一样，他们的愉悦、冷热、安心也都是通过嗅觉感知的。

离乳食品也是从开始的不加任何调味到后来一点一点加入调味，使味觉慢慢得到发展。嗅觉也是一样，需要经历各种各样的体验才能发展起来。就像嗅香味可以唤醒难忘的回忆一样，花的芳香也可以唤醒宝宝，使宝宝想起和妈妈在一起的美好时光。

首先我来介绍一些不需要任何器具简单易学的享受花香的方法。

滴在手帕或纸巾上

在手帕或棉质纱巾上滴 1～2 滴精油。平时可将精油放在妈妈的枕边或包里，外出时也能方便使用。

※ 注意使用手帕时，部分种类的精油也有可能会招来蛀虫。

滴在口罩上

在流感或花粉季节，可在口罩上滴 1～2 滴精油。

※ 使用精油时注意不要直接滴在直接接触皮肤、嘴唇等部位的地方。

用大杯子或脸盆

在大杯子或脸盆里倒入热水（约 80℃），滴入 1～2 滴精油，吸入蒸汽。

※ 脸离得近时要闭上眼睛。

※ 注意喘气时避免一口气吸入太浓的香味。

芳香浴·全身浴法

在温度适宜的洗澡水（约 200 升）里混入精油泡澡。肌肤敏感者或婴儿可将不超过 5 滴的精油与 10 毫升左右的果油稀释后再加入洗澡水里。

芳香浴·半身浴法

在浴缸里放入大概能没过胸口的洗澡水，滴入不超过 3 滴精油搅拌均匀。

精油和天然盐混合，天然盐中的矿物质有滋润肌肤之功效。

敏感肌肤请谨慎使用柑橘系列精油。一旦肌肤感觉到任何不适直接用水冲洗即可。

使用精油做家务创造空气清新的环境

洗涤：洗涤时滴入 1 滴精油，有抗菌杀菌之功效，还能使衣物芳香怡人。

吸尘器：在纸巾上滴入 1 滴精油，吸入吸尘器后再排出的气体就会芳香怡人。

抹布：在水桶里滴入 1 滴精油，混合均匀之后将抹布拧干。

※ 注意喘气时避免一口气吸入太浓的香味。

如何选择妈妈和宝宝都能使用的精油

　　精油商品众多，价格过于便宜的产品有可能使用的是合成香料。选择时注意以下几点：
· 使用的是遮光的瓶子（茶色、绿色等）
· 通过有机认证
· 选择高品质的商品
· 商品标签用拉丁语标识

面向芳疗初学者：要学会混合使用精油，首先从一种开始尝试

橙子精油
散发出柑橘的淡雅清新甜蜜的芳香。兼具振奋精神和稳定心绪之功效。

罗马甘菊精油
散发出苹果的芳香，有放松情绪、镇定心神、治疗失眠之功效。

葡萄果油
散发出宛如南国乐园的芳香。有缓解压力和紧张，放松身心之功效。

白檀精油
散发出亚热带地区木质的芳香。可缓解精神紧张和不安，镇定心神。

洋葵精油
散发出类似玫瑰花的甜蜜芳香。可使心情明朗，减轻压力。

茶树精油
有清洁之功效，散发出清新且稍刺鼻的香味。因杀菌效果显著，可用于清新室内空气。

乳香精油
乳香，散发出柠檬和樟树混合的芳香。有平心静气之功效。

佛手柑
柑橘类精油，散发出花的芳香。可消除不安和烦闷，提高情绪，放松和恢复精力。

薄荷精油
有薄荷和植物类的清凉感。可平心静气，有振作精神之功效。

柑橘精油
散发出刺鼻的甜蜜芳香，有振作精神之功效。
可使心情明朗，有助消化。非常受少年儿童的欢迎。

薰衣草精油
清爽而新鲜的花系精油。有放松身心、振奋精神之功效，建议睡前使用。

柠檬精油
散发出清香。可镇静心神，提神醒脑，有良好的振奋精神之功效。

迷迭香精油
散发出清新的木香。可清晰头脑，增强记忆力，消除疲劳。

红木精油
散发出类似于玫瑰甜蜜的淡淡清香。有放松精神、清新空气之功效。

尤加利精油
香气清新。具有良好的抗菌消炎之功效，用于各种感染症状。（不同于桉树精油和柠檬桉精油）

让宝宝不再夜闹、睡觉香香的精油

薰衣草精油·橙子精油·罗马甘菊精油

针对不同目的的芳疗

将几种精油混合可以使用喷壶向空气中喷洒或直接喷到身体上，也可享受精油浴

感冒

- **防家人感冒**
（精油漱口水）
　茶树精油　　　　2～5滴
　水　100毫升　　（一杯）

- **鼻塞时**
　乳香精油　　　　3滴
　薰衣草精油　　　2滴

- **感冒初期**
咳嗽初期
　尤加利精油　　　3滴
　茶树精油　　　　2滴

- **感冒久治不愈时**
　尤加利精油　　　3滴
　绿花白千层精油　1滴
　薰衣草精油　　　1滴

- **睡前或静静地放松时**
　依兰精油　　　　3滴
　薰衣草精油　　　2滴
　红木精油　　　　1滴

- **忙里偷闲时**
　柑橘精油　　　　3滴
　乳香精油　　　　2滴

- **振奋精神，转换心情时**
　柠檬精油　　　　2滴
　薄荷精油　　　　2滴
　葡萄果油　　　　1滴

- **缓和不安、紧张和压力时**
　橙子精油　　　　3滴
　苦橙叶精油　　　2滴

芳疗的方式

·芳疗喷壶
自己喜欢的精油　　　　1～4滴
让精油的有效成分在空气中扩散

·直接用喷壶向身体喷洒
无水酒精……5毫升　　精制水……20毫升
按上述精油混合调制一种5滴

缓和肩部酸痛的按摩精油

　迷迭香精油　　　3滴
　柠檬精油　　　　1滴
　冬青精油　　　　1滴

用10毫升植物性油脂稀释
※1周之内用完

- ●不放心时，请咨询芳疗专家。
- ●自己调制芳疗精油时请严格按照各类精油的量和用途调制。
- ●市面上有售针对不同目的调制的精油产品。
- ●先从调制出好闻的香味开始尝试吧。

良好的睡眠有助于
恢复充沛的精力

因婴儿闹夜睡眠不足或失眠时可尝试借助芳疗或安眠类商品帮助入睡。
下面我将介绍使兴奋的神经平静下来，轻松入眠的自我催眠法。

在没有充足时间泡澡时推荐泡脚

睡前泡个热水澡，有助于睡眠，但是在没有充足时间泡澡的情况下推荐泡脚。

将大一点的洗脚盆装满热水，加入喜欢的浴盐或精油泡脚。再喝一些白开水使整个身体暖和，可提高排毒功效。

部分浴（手浴·足浴）法

在脸盆或水桶里加入热水，滴入不超过 3 滴精油，搅均匀。浸泡手或脚（手泡到手腕、脚泡到脚踝处）10 ~ 15 分钟。

刚洗完澡，肌肉处于温热的状态非常柔软很容易伸展拉伸，因此通过睡前瑜伽练习做好入睡前的准备吧。

每晚坚持或许有些困难，但是睡前瑜伽可消除我们一天的疲劳。

眼罩

遮住光亮，给眼睛适当的压力，有助于进入深度睡眠。

喜欢的香草茶

哺乳期不能饮用咖啡类饮料，可饮用一些菊花茶、玫瑰花茶，休息前喝一些混合香草茶等。

尽量安排一些可以自由支配放松的时间。

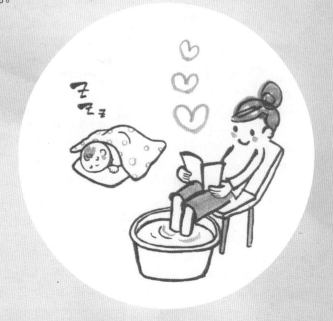

学会犒赏自己，你身边的一切也会随之变轻松

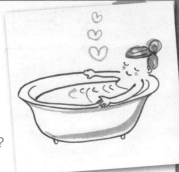

你犒劳自己了吗？
是不是总是把孩子放在第一位，把自己放在最不重要的位置？

请想一想自己手机电池的剩余电量。
你的电量还剩多少？
是 90%，70%，30%，还是已经显示要充电了？

当我们的能量慢慢消耗殆尽时，精神压力就会过重，易焦躁、自责、发怒。
如果感到自己精神压力过重时，可尝试给自己一些自我放松的时间，哪怕是两三分钟也可以。

尝试做一些能让自己感到开心、愉快、温暖的事情

瑜伽、瑜伽呼吸法、散步、心情转换、洗喜欢的芳香浴等等。
如果是你的话会做些什么呢？

试着和家人、朋友分享好事情或开心的经历吧

一天之内发生的好事情、开心的事情都有哪些呢？
回首过去你会发现自己其实是被好运包围着的。

让疲劳的自己冲个淋浴吧

犒劳重要的自己的淋浴的颜色，你会选择什么颜色的呢？
粉色，淡蓝色，透明的，还是彩虹色？
想象一下自己置身在漂亮的淋浴中的景象。

犒赏自己，使自己能够放松，精神压力也会得到缓解。
于是身心都会变得很柔和，自己也会变得很温柔，因此会很谦和地对待周围一切事物，随之也可以改变周围的人和事。

你想一直这样满怀焦虑，带着沉重的精神压力生活下去吗？
还是想每天抽出哪怕是两三分钟的时间，放松自己、愉快地生活呢？
同样是过一天，你想要怎么度过呢？
实际上这是由你的内心，也就是由你自己决定的。
因此我们一定要抽出时间来犒赏这个世界上独一无二的自己。

8

宝宝和妈妈的微笑瑜伽

宝宝和妈妈每日接触的同时
还能加深母子感情，使妈妈和宝宝都能得到放松！
看着宝宝的反应进行练习。

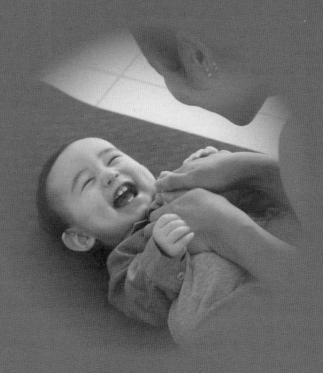

让我们开始吧！让宝宝爱笑的瑜伽

据脑科学研究孩子一岁之内运动能力就发展完全。和妈妈一起练习瑜伽，不仅可以使宝宝睡觉安稳，也可以刺激宝宝身心和大脑发育。

快乐育儿！让宝宝爱笑的秘诀

POINT 1 和宝宝四目相对，开怀大笑吧
不断丰富宝宝的表情，培养宝宝的感性认知。

POINT 2 说话时看着宝宝的反应
观察宝宝的喜好，发现宝宝越来越多的喜好。

POINT 3 做瑜伽前要和宝宝打招呼
看着宝宝的眼睛跟他说"我们要开始啦"。

POINT 4 采用宝宝喜欢的体式
宝宝不喜欢仰面平躺时无须勉强！可以让他坐在妈妈的膝盖上或是躺在妈妈的腿上。

POINT 5 手法轻柔避免强硬
注意避免过于用力强行拉拽手脚。

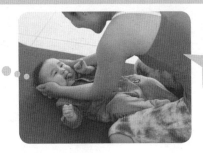

哇哦，接下来要和妈妈一起做瑜伽喽。

和宝宝交流时要微笑表现出"太好了，要做瑜伽了！"的感情。

离开妈妈温暖舒适的子宫，宝宝会感受到地球引力带来的重量（沉重感）、寒冷、不安、孤独。抚触育儿是让宝宝感知到"自己是被爱着的"最好的交流方式。

加深亲子关系的三大好处

"抚触育儿"让妈妈和宝宝都爱笑

好处1
治愈妈妈和宝宝，使双方都能放松
抚触者和被抚触者都心情愉悦，使宝宝恢复平静提高睡眠质量。习惯之后会使身体放松，心旷神怡。

好处2
促进宝宝生长发育，丰富感觉和感性认知
对于还不知道妈妈和自己是不同的个体的宝宝来说，抚触时告诉他"这是脚，这是手"，让孩子认识自己的身体以及与妈妈的差别。

好处3
知道宝宝为什么哭，使育儿变得轻松
通过抚触也可培养妈妈的感性认知，使妈妈能够很容易地感知宝宝的情绪变化和不适，并轻松了解宝宝哭的原因和诉求。

由于运动不足导致背部僵硬，越来越多的宝宝很难完成曲背的动作。通过愉快地摇晃放松宝宝背部，使宝宝背部柔软。全身放松舒畅，宝宝也会高兴起来。

1 轻柔地握住宝宝的手腕和脚踝

妈妈用大拇指和食指握住宝宝的脚踝，再用其余 3 根手指握住手腕。或者也可以只握住手腕或脚踝。

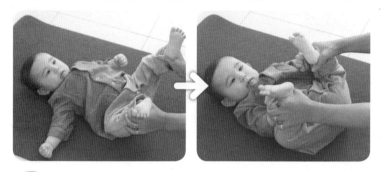

2 左右轻轻摇晃

握住之后立刻左右轻轻摇晃（看着宝宝做 5 ~ 6 次）。弯着腰转动的话，可使紧张僵硬的背部放松，使脊柱恢复柔韧性。微笑着看着宝宝的眼睛进行练习。

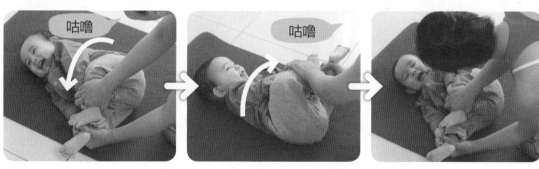

3 轻轻抚触双腿

从大腿根到脚尖轻轻地抚触再放下，从脚尖慢慢地放手。注意避免拉伤腿。

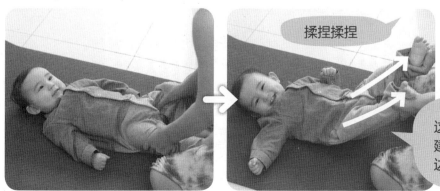

这个也很舒服哦。建议妈妈边唱童谣边做。

全身舒展瑜伽　最受宝宝欢迎！赶快边唱歌边带宝宝享受吧

先跟宝宝打个招呼，熟练之后可边唱歌边练习。

1 伸展双腿
边跟宝宝说"轻轻的"边用双手轻捏宝宝的大腿根。说着"伸展伸展"将手滑至宝宝的脚尖（练习4次）。注意避免强硬拉拽。

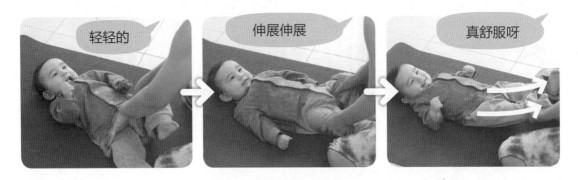

多试几次看妈说什么宝宝才会高兴。看着宝宝的眼睛是让宝宝开心的诀窍。

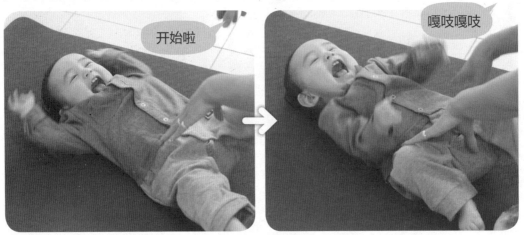

看着宝宝跟宝宝说"嘎吱嘎吱"，宝宝会嘎嘎笑起来。笑啦。

2 从胸部到腿部的全身抚触伸展
妈妈说着"伸展伸展"，将双手手掌放在宝宝胸部，通过腹部，向脚尖抚触（4次）。

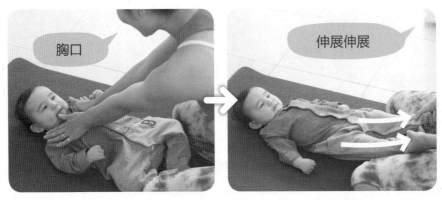

3 从胸部到手臂的抚触按摩

双手手掌放在肩膀上，通过手臂向指尖舒适地抚触。轻轻抚触手指时，将宝宝手掌展开按摩（4次）。

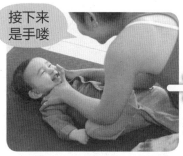

接下来是手喽

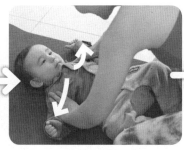

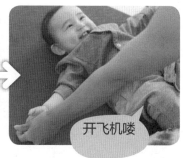

开飞机喽

4 从头到脚的全身抚触

双手手掌放在头部，通过胸部、腹部，到脚尖自然舒适地抚触（2次）。最后从脚趾慢慢放手。对宝宝说"很舒服吧"。

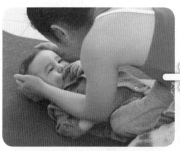

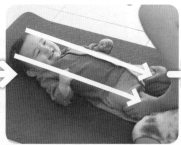

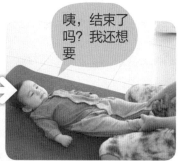

咦，结束了吗? 我还想要

腹部和腰部的放松瑜伽　对便秘和缓解臀部酸痛有功效

让宝宝膝盖触碰腹部转动双膝，可刺激腹部有调理肠胃之功效。

1 转动双膝

妈妈手握宝宝膝盖以下部位，将膝盖向腹部推送转动双膝，妈妈说着"滴溜溜转"。转动几次之后，再反方向转。（各转4次）

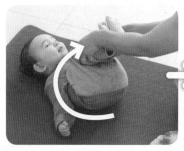

滴溜溜转

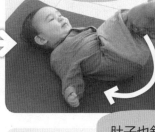

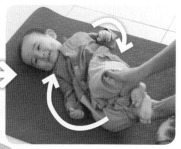

2 从腹部向脚尖抚触

双手从腹部向脚尖轻轻抚触。（2次）

肚子也舒服喽

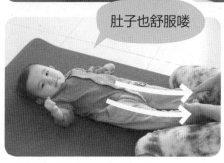

1 拍脚掌

双手握住小腿，将宝宝双脚脚掌合拢，脚掌对拍。

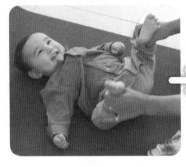 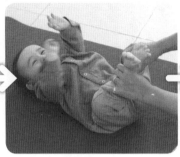 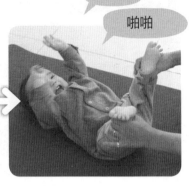

2 伸展双腿

将宝宝双脚脚后跟合拢，妈妈呼气时向大腿根部推送，吸气时拉伸。

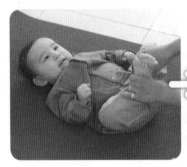 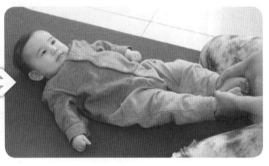

3 用脚触碰身体各部位

①将宝宝双脚用力推到大腿根部，再用脚尖触碰胸口；②将宝宝双脚用力推到大腿根部，再用脚尖触碰鼻子；③将宝宝双脚用力推到大腿根部，再用脚尖触碰额头。

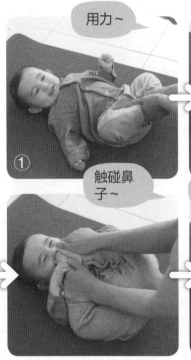 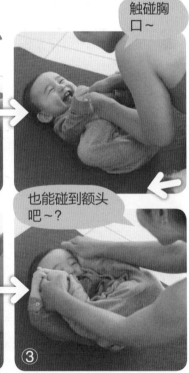

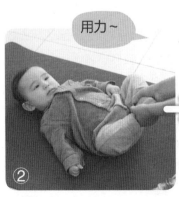

脚趾按摩

1 用手指按压足底

用两手大拇指指腹，按压整个足底。

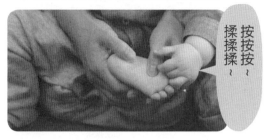

按按～揉揉揉 / 按按～揉揉揉

2 活动脚趾跟

右手握住脚后跟，另一只手拿着脚大拇指，活动脚趾根。从大拇指到小指逐一进行。

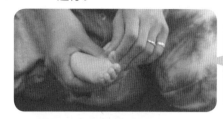

大拇指 转转转

3 活动脚脖

右手包住脚后跟，左手握着脚背，活动脚脖。

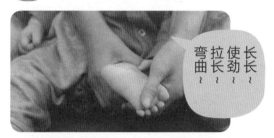

使劲长长～ 弯曲拉长～

4 活动整只脚

按照从脚跟到脚尖的顺序揉搓整只脚。

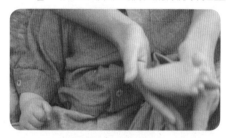

仰面平躺的情况下，可以将宝宝脚心对着天花板，舒适地搓动。

胸前呈心形按摩　瑜伽让宝宝笑得甜，睡得香！

1 在胸前画心形

双手手掌放在胸前正中心位置，向两侧打开画大心形。

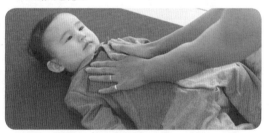

2 唱歌

唱歌给宝宝听，宝宝会很开心。（郁金香之歌等）

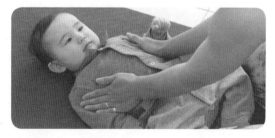

3 妈妈也要放松保持微笑

妈妈嘴里说着"心"呼气的话，妈妈的温和淡定也会传给宝宝。

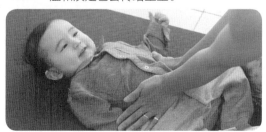

4 跟宝宝说"我爱你"

轻抚宝宝跟宝宝说"我爱你"等一些宝宝爱听的话。

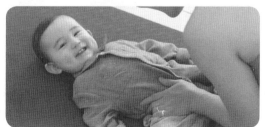

抱着宝宝和他玩耍吧

荡秋千（适合脖子可以立住的宝宝）

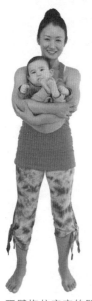

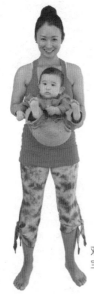

双臂拖住宝宝的腿，
手握住肘部。

双手分别包住宝宝的双腿。

1 抱起宝宝

抱起宝宝让宝宝窝在妈妈的怀里，妈妈站直，双脚打开稍比腰宽。

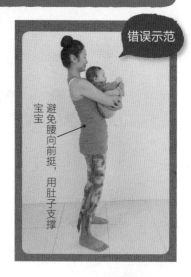

错误示范

宝宝 避免腰向前挺，用肚子支撑

2 向左右两边慢慢摇晃

看着宝宝向左右两边轻轻摇晃。

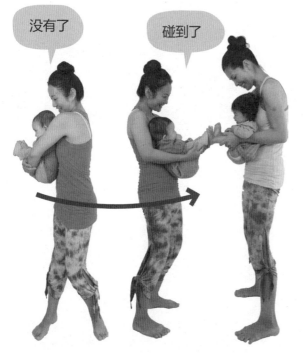

没有了

碰到了

对着镜子或者是跟朋友一起玩游戏，嘴里说着"没有了"将身体转向另一面，说着"碰到了"，让脚和脚相碰也是一种乐趣哦。

将宝宝放在腿上，臀部向前移动。宝宝面对面坐在妈妈腿上也可以。

妈妈用坐骨（臀部里的骨头）向前移动，行走时胸向上提拉，收紧腹部，保持骨盆端正。

妈妈一个人做的情况下可将双手手掌合拢，臀部向前移动。

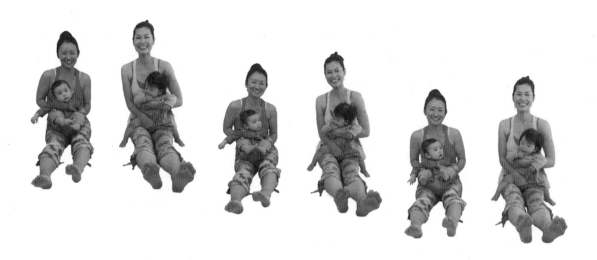

抱着宝宝轻轻摇晃走动，宝宝就会安静下来，这是为什么呢？

"为什么抱着宝宝慢慢走动宝宝就会停止哭泣？"你有没有觉得不可思议？

原来妈妈抱着宝宝走动时，宝宝哭的概率会降到原来的十分之一。从开始走动时，宝宝情绪就会缓和下来，这已经是被科学证明了的。

因此在宝宝闹人时抱起来走动走动或是唱歌给他听，宝宝就会平静下来。如果是抱起来荡秋千的话，即便是认生的宝宝由其他人抱，宝宝也会很开心。

宝宝天生就非常喜欢抱！

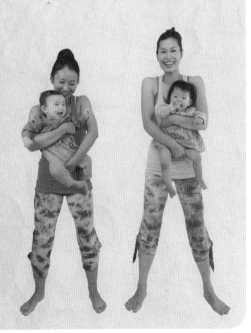

满足宝宝想要被抱的需求

⬇

培养宝宝的自我认可

⬇

进一步加深亲子关系

无论宝宝到了几岁，妈妈的怀抱都很温暖。试着通过各种花式抱娃和宝宝多多接触交流吧。

做让妈妈和宝宝都爱笑的瑜伽吧

和宝宝一起练习船式瑜伽　　　参照45页

宝宝坐在妈妈腿上，双腿缠在妈妈的腰旁，宝宝坐稳之后开始练习。有很多宝宝喜欢像下图的宝宝那样紧贴在妈妈的胸前。

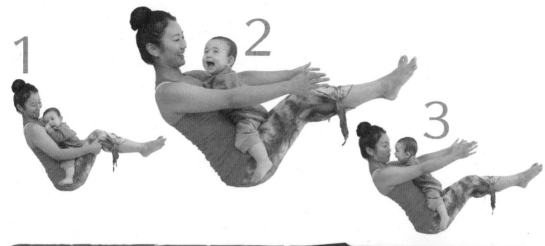

和宝宝一起练习猫式和牛式瑜伽　　　参照28页

让宝宝平躺在妈妈的两手之间，做"没有了没有了在这里"的游戏吧。

吸气时挺胸，跟宝宝说"没有了没有了～"。呼气时看着宝宝跟他说"叭～！在这里～"。

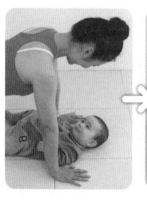
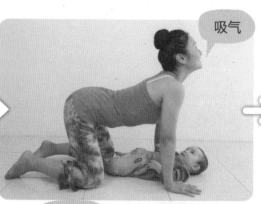
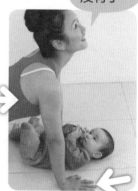

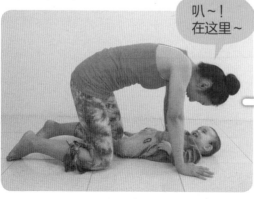
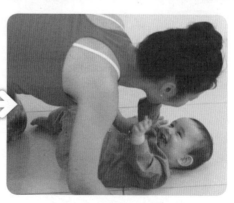

114

带宝宝时时刻保持身体端正让你告别不良身姿塑造优美身姿

只需要保持身体端正！育儿的同时让每个人都能拥有完美身姿。

换尿片时身体挺直（参照 15 页）

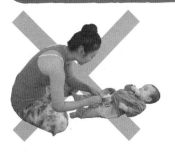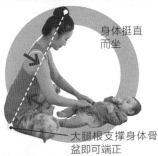

身体挺直而坐

大腿根支撑身体骨盆即可端正

❌
- ●弓着背，形成驼背
- ●斜着坐身体前倾

⭕
- ●收紧腹部
- ●以肩胛骨为中心保持身体挺直

身体挺直、骨盆端正就可以使背部和腹部轻松！

抱娃时挺直

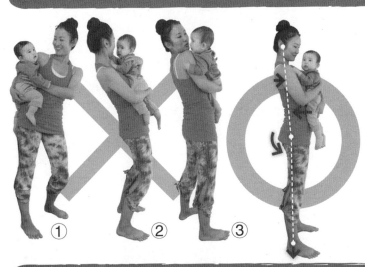

① ② ③

❌
- ●仅用一侧骨盆支撑身体（①）
- ●挺腹或挺腰（②）
- ●一侧肩膀上提身体不平衡（③）

⭕
- ●身体挺直，正面抱娃

稍微收腰，骨盆保持在脚踝的正上方，即优美站姿。保持挺直站立，还可增强肌肉力量！

坐椅子或沙发·哺乳时保持身体挺直端正

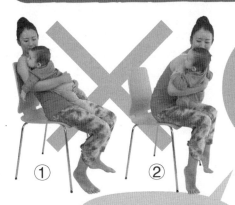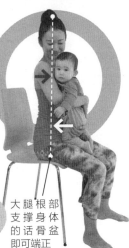

① ②

抱娃时保持身体挺直端正即可有效改善产后身体不正，一举两得。

大腿根部支撑身体的话骨盆即可端正

❌
- ●骨盆瘫倒、弓背、腹部松弛（①）
- ●椅子过高，脚尖撑地哺乳会很累（②）

⭕
- ●身体挺直端坐，脊背挺直，利用肌肉牢牢支撑身体

在背后放置靠垫可保持身体端正，脚下放置脚踏的话双脚也可保持稳定。

和宝宝一起做开发智力的游戏

作为母亲能够给予宝宝的实在是很多很多。而且如果妈妈掌握的育儿知识丰富的话会受益良多。因此为了宝宝的健康成长，妈妈要多方收集健康（紧急时刻·身体不适时的应对方法）、智育、玩具的选择等一切对宝宝成长有益的信息。

开发心智和大脑　给宝宝读绘本

宝宝在出生 4 个月左右就会有意识地笑，开始和妈妈交流。给宝宝读绘本，陪他一起开心一起笑，让他感受到和妈妈在一起时很愉快，从而加深亲子关系。看着妈妈的笑脸宝宝也会感受到妈妈的喜悦自己也会开心，也有益于开发宝宝的心智和大脑。

小宝宝能听懂绘本吗？
宝宝自从在妈妈肚子里的时候就有能够辨别妈妈声音的能力。优美的语言可以培养孩子的听觉能力。在"听别人说话很开心"这种反复刺激下，宝宝不断获取知识。

（0~1 岁）的小宝宝推荐什么样的绘本？
长期畅销的绘本或是轮廓分明、色彩鲜艳分明的彩色绘本、儿歌或是读后让人心情愉悦的书等。推荐正规的绘本。

真素材培养宝宝对实物的感知能力　~智育玩具~

建议给宝宝购买真实材料做成的玩具

宝宝在 5 个月之后，开始认识物体和自己手的距离，会触碰物体或伸手抓物体。什么东西都喜欢放在嘴里吃也是因为想用嘴感受物体的材质来认识物体。因此建议给宝宝购买放心安全的、有淡淡原木香味的或是能够感知到原材料的玩具。

优美的旋律培养宝宝听觉的玩具

弹珠落地的玩具。弹珠落地一般情况下大人的目光都会追随着弹珠的动向。但是宝宝却稍有不同。宝宝首先会想"咦？这是什么声音？"弹珠在漂亮的木质滑道上滚动的声音会刺激宝宝的耳朵，然后这种刺激会传给大脑，宝宝会因为这优美的旋律将注意力转向滚动的弹珠。这种反复刺激可增强宝宝的听觉和视觉，培养宝宝的注意力。

非常受孩子们喜爱的有"木质飞车"和"木琴弹珠塔"。玩具制作大师德国 Beck 公司的创始人 Beck 先生始终坚持"制作出让孩子 30 年都玩不坏的玩具"的初心，制作出有价值的能够传给子孙后代的玩具。

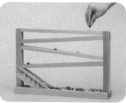

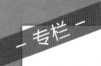

爸爸做好从丈夫到父亲转变的心理准备了吗？

～在抱怨"为什么什么都是我做？"之前应该立刻做的三件事情～

家里添了新成员，你有没有对爸爸抱怨过"生活不应该是这样的……""我像是养了两个孩子"。

一直自由的夫妻俩在有了孩子之后两人的关系也变成了"双亲"。妈妈在怀孕之后就做好了当母亲的准备，但爸爸在宝宝出生看到宝宝才会有当父亲的感觉，这种感觉着实比妈妈晚了很多。

当你正在哄宝宝入睡时，爸爸会突然打开电视，或者来到房间大声说一句"已经睡了吗？"好容易哄睡着的宝宝又被吵醒，妈妈是不是很崩溃？我就有过这种经历。

妈妈独自承担一切时心里会有抱怨和隔阂，情绪随时可能爆发。因此建议在妈妈情绪爆发之前尽早安排好家庭协作分工体制，事先划分好什么是必须由妈妈承担的，什么是需要爸爸完成的。

让爸爸参与进来的诀窍　诀窍 1　和爸爸谈心，达成一致

"爸爸必须有所担当！"在跟爸爸发火之前，两人好好地交谈了解彼此的想法非常重要。不要认为你不说他也会了解你的心意，不沟通的话对方是不会明白的。

可以互相谈谈彼此的困惑、烦恼、身体方面的问题、育儿理念等等。

如果有家训的话就更好了。在此顺便说一下我家（Kerr 家）的家训是"Happy Wife Happy Life"。我先生认为"妻子幸福，人生则幸福"，将我的心情放在最重要的位置。（在此谢谢我先生！）

让爸爸参与进来的诀窍　诀窍 2　告诉爸爸你需要他的帮助

爸爸不帮忙或许不是因为他不想做，而只是因为他不知道该怎么做。

职业女性还比较容易让爸爸分担家务，专职主妇的话也许有很多人就很难开口了。

虽然也明白爸爸工作很辛苦，但是孩子是两个人的，生完宝宝之后，不能让自己成为准备一日三餐、打扫卫生、洗衣、家务、育儿等包揽一切的"超人妈妈"，所以要试着学会请求爸爸的帮助。

让爸爸参与进来的诀窍　诀窍 3　要事先约定好妈妈的自由时间

爸爸从说一句"我出门了"离开家开始就开始了自己的自由时间，可是妈妈呢？

因此建议妈妈也要和爸爸轮流，定周末的其中一天为妈妈的"自由时间"。

事先约定好记在日程表上，到那一天就直接将一切托付给爸爸。为了能够保持积极向上的态度育儿，所以请好好利用自由时间放松自己吧。

然后在一天结束时，夫妻俩互相鼓励安慰看着宝宝的睡脸说一句"今天也加油啦！"使两人成为同一战线的战友会更好。

最后千万要注意和爸爸的关系不要变成同住一个屋檐下却毫无交流的陌生人关系。

结束语

～让我们开始吧！有瑜伽的育儿生活～

成为母亲已经 7 年了，真是弹指一挥间！

高龄生产、身边没有可以随意使唤的家人、照顾刚出生的小婴儿的每一天，痛并快乐着！因为宝宝自己也得以成长。

宝宝的第一次笑、第一次一觉睡到天亮、第一次竖起脖子、第一次翻身、第一次因坐不住跌倒而大哭，所有的喜怒哀乐都是最珍贵的回忆。

在你抱怨没有自由时间，希望孩子快点长大，希望自己能够早点轻松解脱时，宝宝已经转瞬间长大了。

因此请多抱抱宝宝，多创造一些美好的回忆吧！

要多跟宝宝说"妈妈爱你"。等他长大他也会喜欢拥抱你，跟你说"永远爱妈妈"。

5 年前因为想让更多的妈妈能够轻轻松松育儿，我开办了带着宝宝参加的产后瑜伽班。

现如今看到越来越多的妈妈和宝宝活力充沛，而我也从中收获了很多。

瑜伽的意义在于"连接"。瑜伽将妈妈们连接在一起，形成了一个充满爱的团体。将身体与心灵连接，将一个一个独自奋战在育儿道路上的妈妈们连接，形成一个充满爱的大家庭，大家互相鼓励默默支持！

作者简介　卡亚树

现居住在兵库县神户市。先生是一位活泼开朗的澳大利亚人，7 岁男孩的妈妈。

将瑜伽融入育儿生活，自己享受到快乐的同时还将"妈妈的产后瑜伽"推广到了日本全国。

产后虽然重回 IT 界工作，但深感工作和育儿、家庭很难兼顾，于是决意改变工作方向。

为了使因妊娠、生产身心发生巨大变化的妈妈们恢复身心平衡，于 2010 年在神户开设了瑜伽班。呼吁"带着孩子也可轻轻松松地享受瑜伽""育儿中没有焦虑"。

开班仅一年时间参加者就超过了 1000 组，现在已达到 4000 组以上。现在在甲南山手、六甲道也开设了妈妈瑜伽班。

"我也想教妈妈瑜伽"为响应大家的要求，于 2011 年开办了"妈妈瑜伽讲师培训讲座"，以将瑜伽初学者培养成讲师为目标。以教授瑜伽知识和技能为基础，同时多方位地培养助产士、保育士、脑科学者等具有专业知识的人才，确立独创的瑜伽育儿法。

曾在澳大利亚的拜伦留学学习瑜伽，在瑜伽发祥地印度学习瑜伽和生命科学式产后按摩和婴儿抚触，并将所学应用到教学和育儿之中。

为在日本全国各地开展妈妈瑜伽班，于 2014 年 2 月成立了一般社团法人日本妈妈瑜伽协会。从"妈妈和宝宝的瑜伽讲师培养讲座"中毕业的毕业生总计超过 200 名，由认定讲师开设的瑜伽教室从关东到九州遍及日本全国。一方面，开办了"想要笑着工作的妈妈艺术节"，开办 3 次共动员了 7500 名妈妈，另外鼓励支持妈妈活出自我自主创业的活动也在火热进行。

产后瑜伽参与者的心声

瑜伽教会我们"珍惜当下"，每一次的邂逅，每一口呼吸都心怀感恩，心怀喜悦。让孩子、周围的人以及自己都能感受到每一天都在一点一滴地成长。

H.O（30岁）

妊娠期间体重增长了16公斤，通过锻炼妈妈瑜伽体重恢复从前，体形比以前还紧致。通过坚持瑜伽锻炼，现在心态很平和，育儿游刃有余，也变得爱笑了。妈妈朋友们经常夸我变漂亮了。

M.Y（30岁）

以前就练习瑜伽，但是从没想过会遇到可以和孩子一起练习的瑜伽。看着孩子模仿我的动作不由得觉得很可爱好笑，真没想到自己原来也会发自内心地微笑。一想到拥有烦恼的人原来不是只有我一个人，心情就豁然开朗了。

K.F（34岁）

在满脑子都是孩子完全忽略自己的时候我遇见了妈妈瑜伽，深呼吸时心情就会变得很轻松这一点给我留下了深刻的印象。产后松弛肥胖的肚子也紧实了。

K.N（38岁）

练习妈妈瑜伽之后，和孩子的相处方式改变了。因为有了时间关注自己，心情也变得很轻松，每一天都过得很平静。开始注意自己的姿势，驼背也得到了改善。

R.M（30岁）

第一次育儿，苦恼、不安，一想到要一个人养育宝宝不知不觉中就压力倍增。和其他的妈妈们聊聊天可以发泄积聚的精神重压！参加妈妈瑜伽是一个非常好的机会。

M.K（39岁）

自己和孩子都越来越受欢迎，身体轻松心理也变轻松，焦虑减轻了。育儿变轻松，孩子也很平和。身体彻底伸展，腰痛和腿痛也有所减轻。

N.Y（36岁）

和女儿们一起练习瑜伽，互相按摩加深了亲子关系。学会了"不和别人攀比""自己所拥有的已经很幸福了要知足常乐"。妈妈的身体和心灵得到放松，宝宝也变得爱笑了。

本书模特泷本和子

练习妈妈瑜伽之后开始意识到自己身体的重要性。曾经有过因为不重视自己身体的小毛病突然倒下给家人带来麻烦的经历，但是现在可以提前应对了。和孩子们一起享受瑜伽也成了一种很好的交流方式。

S.I（35岁）

完全改善了我的慢性疲劳，育儿变得轻松愉快。不知不觉学会了和宝宝的相处方式，很享受亲肤育儿。爸爸也跟我说这是前所未有的育儿方式，育儿很愉快。

本书模特罗宾逊阳子